经典今解丛书

《千金要方》与医学人文

顾易 ◎ 著

广东高等教育出版社
Guangdong Higher Education Press
·广州·

图书在版编目（CIP）数据

《千金要方》与医学人文 / 顾易著. — 广州：广东高等教育出版社，2022.3

（经典今解丛书）

ISBN 978-7-5361-6989-0

Ⅰ. ①千⋯ Ⅱ. ①顾⋯ Ⅲ. ①《千金方》- 研究②医学-人文科学-研究 Ⅳ. ①R289.3②R-05

中国版本图书馆CIP数据核字（2021）第 049831 号

《千金要方》与医学人文

《QIANJIN YAOFANG》YU YIXUE RENWEN

顾 易 著

出版发行	广东高等教育出版社
	地址：广州市天河区林和西横路
	邮编：510500　营销电话：（020）87551597
	http://www.gdgjs.com.cn
排　版	书窗设计
印　刷	广东鹏腾宇文化创新有限公司
开　本	850 mm×1 168 mm　1/32
印　张	5.125
字　数	76 千
版　次	2022 年 3 月第 1 版
印　次	2022 年 3 月第 1 次印刷
定　价	36.00 元

总　序

　　中华优秀传统文化历史悠久，博大精深，魅力
无穷，是中华民族的"根"、中华民族的"魂"，
是中华文化自信的源头、活水，也是中华民族的力
量所在。

　　中华优秀传统文化是人类共有的精神财富，具有
普遍意义。正如习近平总书记所说，中华优秀传统文
化，"智慧光芒穿透历史，思想价值跨越时空，历久
弥新，成为人类共有的精神财富"。

　　当下，有些人对中华传统文化的理解，大多局限
于"中国结""功夫""舌尖""手艺"等符号化、
浅表性的平面维度上，缺乏对其精神内核、价值理
念、道德思想和审美情趣的研究和学习，其实，这
些才是中华优秀传统文化最宝贵、最核心的内容。
而这些宝贵的精神思想和审美理念，蕴含于中华经典

之中。

中华经典是中华优秀传统文化的"精华"，它是超越时空、超越国界的，以至能够回应当代人的生活之问。学习中华经典也是一个人寻求自我完善的最佳途径。唐朝宰相魏徵认为，经籍是圣贤智慧的结晶，可以用来领悟宇宙的奥妙，探究天地、阴阳的消息，端正世间的纲纪，弘扬人类的道德。一句话，中华经典可以使人拥有自由的头脑、独立的思考、丰富的心灵、高贵的灵魂、高超的智慧和审美的能力，是对真善美的关注和追求。可以说，读懂、读通几部经典可以受益一辈子。《易经》《论语》《道德经》《说文解字》《礼记》等书，过去虽然读过，但随着人生阅历的增长，又有新的感悟，这就是经典的魅力所在，让人温故知新，常读常新，加上这次是带着思考去读，广泛地涉猎各种版本，进行比较、审读，加以新的概括，收获就更大了。

然而，经典毕竟是几千年前的产物，随着时代的进步，有的内涵发生了变化，这就不能"食古不化"，而应在中华文化优秀基因的基础上，赋予其新的内涵并加以丰富和发展。这就需要进行"经典今解"。这个"今解"，也是"新解"，就是习近平总书记指出的进行"创造性转化、创新性发展"，具体来说：一是选择新的视角。经典的内涵是丰富的，全面的学习是一个基础。在此基础上，要观照当下，紧扣当今人们的精神呼唤，直面新需求、新问题，用新的视角去解读、去体悟，从中获得新的答案。二是实现新的转化。中华经典是历史的产物，时代的发展必然有新的语境、新的要求，为此，在转化中要"不忘本来"，不忘中华优秀传统文化的根脉，注入时代精神，赋予新的内涵，焕发其生机和活力；要"吸收外来"，以开放的心态，接纳世界优秀的文化，取长补短，博采众长，既不自卑，也不自大；"面向未来"，着眼于造福子孙万代和永续发展，为未来的发展厚实根基，提供不竭的精神动力和力量源泉。三是致力于超越。经典可以温故知新，思想文化的新发现，科学技术的新发明，为新思想、新观点创造了新条件，这就要在新的时代加以丰富和发展。正是基于以上的认识，我从几年前就开始着手进行了"经典今解"的写作。出版了《读〈易经〉悟为官智慧》《从〈中庸〉看处世智慧》《从〈礼记〉看中华礼仪文化》等八本书，2020年又写作了《〈易经〉与中国精神》《〈论语〉与志愿服务精神》《〈说文解字〉与汉字文化魅力》《〈千金要方〉与医学人文》《〈乐记〉与中国音乐美学》《〈茶经〉与中国茶道》等作品。

中华经典解读的书籍可以说是汗牛充栋，数不胜数。但大多是进行分段的解释、考证。本套"经典今解丛书"有别于其他经典解读的地方在于：一是紧扣中华优秀传统文化的精神标识、道德标识和文化标识。我认为这三个标识集中体现为："天下为公"的社会理想、"天人合一"的生存智慧、"民为邦本"的为政之道、"民富国强"的奋斗目标、"公平正义"的社会法则、"和谐共生"的相处之道、"自强不息"的奋斗精神、"精忠报国"的爱国情怀、"革故鼎新"的创新意识、"中庸之道"的行为方式、"经世致用"的处世方法、"居安思危"的忧患意识、"威武不屈"的民族气节、"唯物辩证"的思维方式、"仁者爱人"的道德良心、"孝老爱亲"的家庭伦理、"敬业求精"的职业操守、"谦和好礼"的君子风度、"包容会通"的宽广胸怀、"诗书礼乐"的情感表达。这些精神和思想，跨越时空，超越国度，富有永恒魅力，仍然具有当代价值。为此，解读不面面俱到，集中从某一个侧面，选择一个主题进行解读。二是观照当下。结合当代人的现实生活，从古鉴今，增强针对性，指导生活，学以致用，活学活用。三是力求通俗易懂。经典大多比较深奥难懂，为此，必须用现代的话语进行讲解，用讲故事的方法来阐述道理，同时，选择"讲座"的形式也是一种通俗解读的方法。

"经典今解丛书"的写作，让我再一次重温经典，对我来说是一次再学习。我不仅从中增长了知识，更为重要的是心灵的修炼，虽然辛苦，但又乐在其中。由于自己的能力、水平有限，本丛书一定存在一些缺陷和不足，期待得到读者的指正。

是为序。

作者于广州

2021年9月

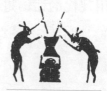

《千金要方》与医学人文

目录

绪 论

2019年12月，中央电视台《朗读者》栏目讲述了一个医者的故事，这个医生把毕生的精力贡献给医学事业，其事迹感人至深，他就是中国科学院院士、中国肝脏外科之父——吴孟超。

2016年4月，上海东方肝胆医院的手术室内，一场肝病手术正在紧张地进行，病人是来自内蒙古的13岁小女孩小琳。主刀是年已94岁高龄的医生吴孟超。经过两个多小时的手术，女孩的肿瘤被成功切除。

从医75年，吴孟超和他的团队抢救了超过16 000位病患的生命。

吴老说："治病救人是我的天职。"他研究出符合中国人体质的肝脏外科手术技术体系，使我国肝癌手术成功率从不到50%提高到90%以上，震惊国际医学界。

如今，中国肝胆外科中坚力量80%是他的学生。

吴孟超有一个习惯，每次看望患者，总是先把双手搓热才和患者接触。这个细节表现了他对患者的体贴入微。他坚持一切从患者出发，一切为患者着想，他的品行影响了一代又一代学生。

直到生命的最后一刻，他始终把时间看得格外宝贵，见惯了生死，也看透了生死。他每天都与时间赛跑，珍惜自己每天工作的每一寸光阴。他是世界上年龄最大的外科手术医生之一。

吴孟超说："我看重的不是创造奇迹，而是救治生命。作为一个医师，我想背着病人过河。我常对学生们讲：'世界上不缺乏专家，不缺乏权威，缺乏的是一个人，一个肯把自己给出去的人。当你们帮助别人时，请记得医药的作用有时是穷尽的，唯有不竭的爱能照亮一个受苦的灵魂！'"

他用无私的付出，收获人间最宝贵的东西——别人的感念。

吴老用自己的行动诠释了一个大医的形象。

在我们这个社会中有三个群体，既代表着社会的精神高度，又守护着社会的底线，他们分别是：医师，守护着人们的生命健康；老师，守护着人们的灵魂和智慧；律师，守护着社会的公平、正义。由于职业的崇高，人们冠以"师"的称号。随着人们物质生活水

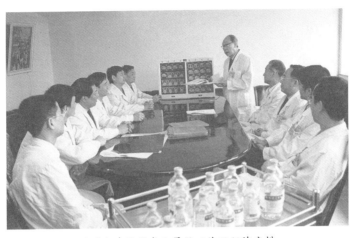

吴孟超在给医务人员做双休日门诊安排

平的提高，人们对生命的质量和身心健康的追求与日俱增，对医师的期待和要求也越来越高。相比其他群体，人们对医师这个群体更为关注。

2020年初，当新冠病毒突如其来，武汉成为重灾区时，全国各地四万多名医护工作者，不畏艰险、舍生忘死，驰援武汉，用科学的态度、高尚的品德、精湛的技术奋战在救人的第一线，与时间赛跑，同病毒抗争，舍生忘死抢救病患，创造了一个又一个生命奇迹，成为最美的"逆行者"，成为这个时代"最可爱的人"，成为人民群众心目中的"英雄"，展现了"大医风范"。

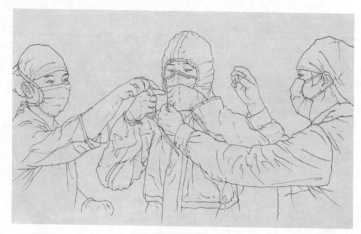

抗疫前线的医护人员

医师有一个光荣而又神圣的称呼——"白衣天使"。"白衣"象征着心地洁净，"天使"是拯救他人于危难，减轻他人的痛苦。医人医病，医身医心，救人救命，救业救国，这是大医的情怀。

什么是医生？台湾著名作家张晓风有一篇文章叫《念你们的名字——寄语医学院新生》讲得非常好。他说："在成为一个医治者之前，第一个需要被医治的，应该是我们自己。在一切的给予之前，让我们先成为一个'拥有'的人。"他又说："我愿意把那则古老的'神农氏尝百草'的神话再说一遍。神话是无稽的，令人动容的是医者的投入精神，和那种人饥己饥、人病己病的同情心。身为一个现代医生，当然不必一天中毒七十余次，但贴近别人的痛苦，体谅别人的忧伤，以一个单纯的'人'的身份，恻然地探看另一个身罹疾病的'人'仍是可贵的。请记住，你们每一天所遇见的不仅是人的'病'，也是病的'人'，是人的眼泪、人的微笑、人的故事！"

他还说："我祈求全能者以广大的天心包覆你们，让你们懂得用爱心去托住别人。……某些医生永远只能收到医疗费，我愿你们收到的更多——我愿你们收到别人的感念。"

他在这篇文章里讲述了生而为医、悬壶济世、救死扶伤、至高无上的荣耀；讲述了行医之路，与疾病抗争，与时间赛跑，艰苦付出的辛劳；讲述了体贴患者的病痛，用大爱温暖他人的情怀，这是对医师的赞誉，也是对医师的期待。

那么，怎样才能做一个合格的或者说优秀的医师？大致上包括德、能、勤、廉等方面的要求，这与公务员的要求有点类似。但由于人的生命是一个复杂的整体，对其精神、品格和技能要求也就更高。一个医师可能比别的专业的学生要学习时间更长，比如有的学了7年，且除了学习专业知识以外，医学人文的教育也是不可缺少的。医学人文精神决定了一个医师的精神境界、道德情操、良好心态、科学思维等，是医学的灵魂、方向、核心。没有正确的人文精神作为价值坐标，不但会迷失方向、丧失动力，而且可能误入歧途。今天，许多医师工作量大，且每天面对的是带着病痛的患者，承受着体力的消耗和巨大的精神压力、心理压力，人文精神不但是医师对待患者的需要，也是自身人格完善和身心健康的需要。

唐代的孙思邈最早关注医学人文精神的建设，在他的著作《千金要方》中，全面、系统地论述了医学人文，其中"大医精诚第二"系统地论述了医学人文精神中的大医之道、大医之德、大医之体、大医之法，通篇闪耀着医学人文精神的光辉，值得广大的医务工作者认真地学习和领悟。

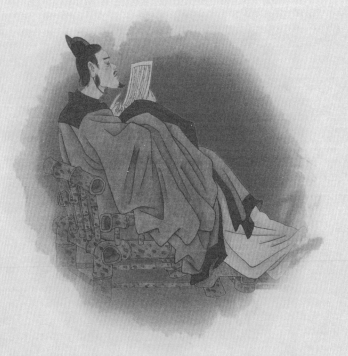

孙思邈著《千金要方》（局部）　赵珊　画

第一讲　大医典范：『药王』孙思邈

　　古人讲，一个人名垂千古有"三不朽"：立德、立功、立言。"三不朽"出自《左传·襄公二十四年》："太上有立德，其次有立功，其次有立言，虽久不废，此之谓不朽。"唐人孔颖达在《春秋左传正义》中对德、功、言三者分别做了阐述："立德谓创制垂法，博施济众"；"立功谓拯厄除难，功济于时"；"立言谓言得其要，理足可传"。通俗地说，立德，就是具有高尚的道德操守；立功，就是为国家、为人民建功立业，事业有成；立言，就是在学术上有所建树，著书立说，建立了学科、学派，传于后业。要做到这"三立"实属不易。但孙思邈除了这"三立"以外，还长寿，是一个"德、功、言、寿"俱备的人，古往今来，可谓千古一人。

　　在中国的医学典籍中，有《黄帝内经》《难经》《伤寒论》《金匮要略》《神农本草经》等，这些书大都是讲医术、医道，讲医德、医风的很少，系统地讲医学人文精神的就更少了，只有孙思邈在《千金要方》中全面系统地论述医学的人文精神，在这方面可以说是开创先河。他不但对医学人文精神有一个透彻的阐述，而且身体力行，做出了榜样。概括起来有如下的"四个高"。

一、孙思邈具有高尚的医德

关于孙思邈的生平，《旧唐书·孙思邈》有这些记载："孙思邈，京兆华原人也。七岁就学，日诵千余言。弱冠，善谈庄、老及百家之说，兼好释典。""周宣帝时，思邈以王室多故，乃隐居太白山。隋文帝辅政，征为国子博士，称疾不起。尝谓所亲曰：'过五十年，当有圣人出，吾方助之以济人。'及太宗即位，召诣京师，年已老，而听视聪了，将授以爵位，固辞不受。""思邈自云：'开皇辛酉岁生，至今年九十三矣。'询之乡里，咸云数百岁人。""撰《千金方》三十卷行于世。"

孙思邈（581—682年），京兆华原（今陕西省铜

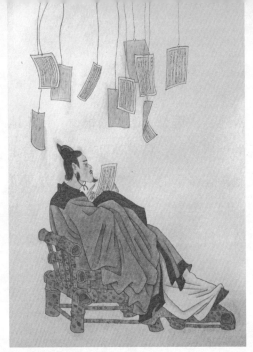

孙思邈著《千金
要方》 赵珊 画

川市耀州区）人，唐代医药学家，被后人尊称为"药王"。

孙思邈自谓"幼遭风冷，屡造医门，汤药之资，罄尽家产"，意思是说幼年求学如饥似渴，勤奋好学，但自幼多病，经常请医师治疗，汤药之资使家财散尽。这与今天所说的"因病致贫"大致相似。

孙思邈少年好学，天资聪敏，7岁的时候，就认识一千多字，记忆力强，能背诵上千字的文章。据《旧唐书·孙思邈》载，西魏大臣独孤信对孙思邈十分器重，称其为"圣童"。孙思邈18岁时立志从医，"颇觉有悟，是以亲邻中外有疾厄者，多所济益"。

到了20岁，就能侃侃而谈老子、庄子的学说，精通诸子百家学说，开始为乡邻患者治病。30岁时，他长途跋涉，寻求民间治病的经验，往往为得一个单方、一种炮灸方法，不远千里，虚心求教。后来，隐居太白山，学道、练气、养形，研究养生长寿之术。唐朝唐太宗、唐高宗曾征孙思邈入朝为官并授以厚禄，他坚决推辞不接受，专心采药治病，潜心医学研究，勤于临床和著述。

孙思邈行医注重以德为先，怀仁爱之心，立济世之志，行救人之事。他在《千金要方》中，把"大医精诚"的医德规范放在"卷第一"这个重要的位置，给予全面的阐述。他身体力行，一心赴救，不慕名利，以德养性、以德养身，以实际行动践行医德主张，体现了大医高尚之德。

孙思邈治病不分贵贱，不分老幼，不图财物，不求名利，婉拒"国子博士"之位，特别是"不惧传染"，把个人安危置之度外，零距离接触麻风病患者的故事，给我们留下了深刻的印象。

在《千金要方卷二十三·痔漏·恶疾大风第五》中，有一段记载：

"恶疾大风有多种不同。初得虽遍体无异，而眉发已落；有遍体已坏，而眉须俨然；有诸处不异好人，而四肢腹背有顽处，重者手足十指已有堕落。有患大寒而重衣不暖，有寻常患热不能暂凉；有身体枯槁者，有津汁常不止者；有身体干痒彻骨，搔之白皮如麸，手下作疮者；有疮痍荼毒重叠而生，昼夜苦痛不已者；有直置顽钝不知痛痒者。其色亦有多种，有青、黄、赤、白、黑、光明、枯暗。"

孙思邈说的恶疾大风，今天称作麻风病。孙思邈有一次勇赴"麻风村"，决心挽救他们于危难，与麻风病患者面对面接触，研发了汤药"石灰酒"。

当时，麻风病被当作是一种传染病，人人望而生畏，孙思邈承担着巨大的风险，冒死前往，研制处方，为患者解难，难能可贵。此外，他还不嫌污秽，发明葱管导尿之术；不辞艰险，为士卒治疑难诸疾；追求"药实"，山居种药、守药、制药；等等，不胜枚举。

孙思邈一切以治病救人为先，处处为患者着想，对前来求医的人，不分高贵低贱、贫富老幼、亲近疏远，皆平等相待。他出外治病，不分昼夜，不避寒暑，不顾饥渴和疲劳，全力以赴。临床时，他聚精会神，一丝不苟，认真负责，不草率从事，不考虑个人得失，不嫌脏臭污秽，专心救护。他提倡医师治病时，不能借机索要财物。他这种高尚的医德，成为后世之楷模，受到人们的称颂，被尊称为"药王"。

二、孙思邈具有高明的医术

孙思邈潜心医学，救人无数，造福人类，这是"立功"。孙思邈不仅精于内科，而且擅长妇科、儿科、外科、五官科。在中医学上首次主张治疗妇女、儿童疾病要单独设科，并在著作中首先论述妇、儿医学，声明是"崇本之义"，可以说，他是创建妇科的先驱。他非常重视妇幼保健，著"妇人方"三卷，"少小婴孺方"二卷（卷第五上、卷第五下），置于《千金要方》卷第二至第五。在他的影响之下，后代医学工作者都非常重视研究妇、儿科疾病的治疗技术。

孙思邈注重"治末病"，重视预防疾病，提出预防为先的观点，坚持辨证施治的方法，认为人若善摄生，当可免于病。只要"良医导之以药石，救之以针剂"，"形体有可愈之疾，天地有可消之灾"。并提出"存不忘亡，安不忘危"，强调"每日必须调气、补泻、按摩、导引为佳，勿以康健便为常然"。他提倡讲求个人卫生，重视运动保健，提出了食疗、药疗、养生、养性、保健相结合的防病治病主张。孙思邈的这个主张是医学之本。预防医学对今天的人来说太重要了，是"治未病"，是治本之策。他在"诊候第四"中说："上医医未病之病，中医医欲病之病，下医医已病之病。"他把养生学作为促进人的健康的内容，主张讲究饮食起居，怡情养性，去恶行善，广积功德，加以导引行气，以期健康长寿。这就是建立健康、科学、文明的生活方式。这个看法是一种大健康的理念，其实医疗应该包括预防、治疗、康复三大部分，而预防是源头的治理，是更为重要的一环。在建设"健康中国"中，如何真正体现以预防为主的方针，仍需达成社会共识，采取切实可行的举措。

孙思邈关心普通百姓的疾苦。如山区人民由于食物中缺碘，易患甲状腺肿大病（大脖子病），用现代医学来讲，甲状腺肿大是人身体缺碘所致。在孙思邈时代还不知道碘这种物质，他认为这种病是由于山中的水质不洁净引起的，知道用海藻等海生植物和动物的甲状腺来治疗，具有较好的效果。他对脚气病做了详细的研究，首先提出用谷白皮煮粥常服可以预防，今天我们知道这是因糙米含有丰富的维生素B1而疗效很好。在长期的实践中，孙思邈还总结出治疗痢疾、绦虫、夜盲等病症的特效药方。在太白山中居住时，孙思邈亲自采集药材，研究药物性能。他认为适时采药极为重要，早则药性未成，晚则药性已竭，并依据丰富的药学经验，确定出233种中药材适当采集的时节。中医的疗效不但取决于辨证施治，也取决于中药的质量。土质、气候以及采集的时间对中药的质量影响巨大，可惜现在中药的采摘不注重时节，也不善炮制，药效大打折扣。

孙思邈不但懂药，而且也精通针灸，著有《明堂针灸图》，以针灸术作为药物的辅助疗法。他认为，"良医之道，必先诊脉处方，次即针灸，内外相扶，病必当愈"。他认为，"若针不灸，灸而不针，皆非良医也。针灸不药，药不针灸，尤非良医。知药知针，固是良医"。他认为一个良医要把针灸、服药、食疗、导引、按摩等方面结合起来。针与灸也要相互配合，这种对疾病实行综合施治的治疗方法，体现了他的整体思维方式和开放的胸怀。可惜今天导引和针灸疗法并未引起人们的重视。针灸投入少，污染少，见效快，这一传统的治疗方法应当大力推广，特别是在广大的乡村，不但迫切，而且可行。

孙思邈对病患高度负责，既胆大，又心细。他对良医的诊病方法做了总结："胆欲大而心欲小，智欲圆而行欲方。""胆欲大"是要自信果断，勇于担当；"心欲小"是如履薄冰，小心谨慎；"智欲圆"是指遇事圆融机变，不得思维僵化，承古拓新，因人、因时、因地制宜，灵活变通，须有融会贯通的能力；"行欲方"是指不贪名、不图利，心中坦荡，真诚为人。

孙思邈善于向人民群众学习，对民间验方十分重视。他深入民间，收集校验秘方，一生致力于医学临床研究，对内、外、妇、儿、五官、针灸各科都很精通，有二十多项成果开创了中国医药学史的先河，特别是论述医学人文，倡导妇科、儿科等都是前所未有的。

孙思邈对中医学的贡献是巨大的。他收集整理了大量的医方，在《千金要方》中收录了四千五百多个，可谓集唐以前医方学之大成；他足迹遍及名川大山，实地采集、检用药物，记载了五百一十九种道地药材的药性、采集时间和炮制办法；他注重针灸与药物并施的治病疗法；他在养生学上的贡献更为突出，他把养生保健与老年病的防治密切结合起来，形成了一套富有科学性、简易性的养生长寿学说。他以自己超乎常人的生命，证明了他的养生学说不是虚妄的，而是真谛。

孙思邈富有创造精神，在医学史上创造了许多个"第一"：第一个系统论述医德；第一个倡导建立妇科、儿科；第一个麻风病专家；第一个发明手指比量取穴法；第一个创绘彩色《明堂三人图》；第一个发现以痛取位的"阿是穴"；第一个扩大奇穴，选编针灸验方；第一个提出复方治病，从张仲景《伤寒论》的一病一方，发展为一病多方，有时两三个经方合成一个"复方"；第一个提出用草药喂牛，而使用其牛奶治病；第一个提出"针灸会用，针药兼用"和预防"保健灸法"；第一个系统、全面、具体论述药物种植、采集、收藏，还首创大黄炮制和巴豆去毒炮制方法；首创了"食疗"；首用胎盘粉治病；最早使用动物肝治眼病；首用羊靥（羊甲状腺）治疗甲状腺肿大。孙思邈的这些发明和创造，至今仍有现实意义。如中药的种植和采集要讲求土质和时宜，中药的炮制可以改变药性，与药效有密切的联系，大有学问。

三、孙思邈具有高深的医道

孙思邈不但有很丰富的临床经验，而且善于精研、总结、升华、概括，把医术变成医道，这就是"立言"，这突出表现在他的两本专著：《千金要方》和《千金翼方》。

孙思邈"痛夭枉之幽厄，惜坠学之昏愚"，于是，"博采群经，删裁繁重，务在简易"，把自己积累的行医经验和搜集到的民间药方编成《千金要方》一书。有人问他："您起这个书名，是不是说明您的书很宝贵，价值千金呢？"孙思邈连连摇头回答说："人命至重，有贵千金，一方济之，德逾于此。"他说这千金指的是人的性命，人世上，只有人的性命比黄金还宝贵。用一方药治病救人，这是大德的体现。

有一天，他正在专心致志地编写《千金要方》一书，突然有个邻居闯了进来说，有一个危急病人已昏迷不醒，急需他前往诊治，孙思邈立即赶赴十几里外的山村诊治病人。

经他一番紧张的抢救，病人总算清醒过来。但是，其腿部的剧痛仍然没有止住。孙思邈面对病人痛苦的惨状，又按古医书所载的止痛穴位，一个个地试扎针。结果还是丝毫不见效。他又耐心地继续在病人的腿上寻找穴位。当他按到膝关节右上部的一个部位时，病人竟突然叫道："阿，是，是这儿。"于是，孙思邈便拿起银针，一下子扎了进去。说也怪，下针捻了几下，病人的疼痛竟然止住了。病人好奇地问："这叫什么穴位？以前从来没有在这儿扎过针呦！"孙思邈轻松而诙谐地笑着说："你刚才不是说'阿

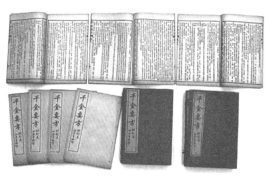

《千金要方》书影

是'吗？这个穴位就叫'阿是穴'吧！"

自此以后，"阿是穴"止痛的消息便不胫而走。孙思邈将"阿是穴"记载入他的《千金要方》，"阿是穴"就这样流传后世。后来，他又将后三十年搜集到的药方编成《千金翼方》，其中"翼"就是辅助的意思，作为《千金要方》一书的补充。

孙思邈汲取《黄帝内经》关于脏腑的学说，在《千金要方》中第一次完整地提出了以"五脏六腑为纲，寒热虚实为目"为中心的杂病分类辨治法；在整理和研究张仲景《伤寒论》后，将伤寒归为十二论，伤寒禁忌十五条，为后世研究《伤寒杂病论》提供了可循的路径，尤其对广义伤寒增加了更具体的内容。他创立了从方、证、治三方面治疗伤寒论的方法，开后世"以方类证"的先河。

《千金要方》三十卷，全书合方、论五千三百首，集方广泛，内容丰富，书中内容既有诊法、证候等医学理论，又有内、外、妇、儿等临床各科，分二百三十二门，已接近现代临床医学的分类方法；既涉及解毒、急救、养生、食疗，又涉及针灸、按摩、导引、吐纳，可谓是对唐代以前中医学发展的一次很好的总结。《千金要方》是中国唐代医学发展中具有代表性的巨著，对后世医学特别是方剂学的发展做出了突出的贡献。《千金要方》是中国最早的医学百科全书，从基础理论到临床各科，理、法、方、药齐备。其所载的一类是典籍资料，另一类是民间单方验方，时至今日，很多内容仍然有价值。《千金要方》收集了从张仲景时代直至孙思邈的临床经验，历数百年的方剂成就，特别是源流各异的方剂用药，显示出孙思邈的博极医源和精湛医技。后人称《千金要方》为方书之祖。

《千金翼方》三十卷，是孙思邈晚年著作，是对《千金要方》的全面补充。全书分一百八十九门，合方、论、法二千九百余首，内容涉及本草、妇人、伤寒、小儿、养性、补益、中风、杂病、疮痈、色脉以及针灸等各个方面，尤以治疗伤寒、中风、杂病和疮痈最见疗效。书中收载的八百余种药物当中，有二百余种详细介绍了有关药物的采集和炮制等相关知识。尤其值得一提的是，书中将晋唐时期已经散失于民间的《伤寒论》条文收录其中，单独构成九、十两卷，成为唐代仅有的《伤寒论》研究性著作，对于《伤寒论》条文的保存和流传起到了积极的推动作用。

四、孙思邈具有高寿的享年

孔子在《论语》中说："仁者寿。"子思在《中庸》中说："大德必得其寿。""德者寿"确有其依据。《黄帝内经·素问》第一篇《上古天真论》就把养生的最高境界讲出来："夫上古圣人之教下也，皆谓之虚邪贼风避之有时，恬惔虚无，真气从之，精神内守，病安从来？是以志闲而少欲，心安而不惧，形劳而不倦，气从以顺，各从其欲，皆得所愿。故美其食，任其服，乐其俗，高下不相慕，其民故曰朴。是以嗜欲不能劳其目，淫邪不能惑其心，愚智贤不肖，不惧于物，故合于道。所以能年皆度百岁而动作不衰者，以其德全不危也。"《黄帝内经》讲到人长寿的因素是少欲、心安、气顺，良好的心态、心情，良好的生活方式，健康饮食，快乐、简朴的生活。

人们一直以为道德只是一个人的修身养性，不知道这种修身养性也是一个严格的科学养生的方法。有德之人，心情愉悦，心志平和，身体的免疫能力增强，可以健康长寿。据调查，长寿居首的因素是心情的愉悦。孙思邈在《千金要万卷第二十七·养性》篇中说："夫养性者，欲所习以成性，性自为善，不习无不利也。性既自善，内外百病自然不生，祸乱灾害亦无由作，此养性之大经也。"又说："德行不充，纵服玉液金丹未能延寿。""道德日全，不祈善而有福，不求寿而自延，此养生之大旨也。"孙思邈认为养生最根本的是养心、养性、养德。孙思邈也正因为是一个大德之人，所以健康长寿。

关于孙思邈的享年，还有四种不同的说法：

一是说享年101岁。纪晓岚在《四库全书总目提要》中论及孙思邈年寿，认为孙思邈生于隋文帝开皇元年辛丑（581年），卒于唐高宗永淳元年壬午（682年），享年101岁。

二是说享年120岁。贾得道《中国医学史略》认为，两唐书孙传所谓孙氏在周宣帝时因王室多故而隐居太白山，以及杨坚辅政时徵孙氏为国子博士，孙氏称病不起等史料，推论孙思邈在北周宣政元年至宣政二年（578—579年）间至少年逾弱冠，如此，孙氏应在北周武成二年（560年）以前诞生，其享年应为

120岁。

三是说享年125岁。有人认为孙思邈的生年在北周孝闵帝元年（557年）左右，卒年仍为永淳元年（682年），享年125岁。

四是说享年141岁。孙氏自云"开皇辛酉岁生"，隋文帝系梁大同七年（541年）生，恰为辛酉，卒于682年，故为141岁。

不管何种说法，都算得上是高寿了。

孙思邈崇尚养生，并身体力行。正由于他通晓养生之术，才能年过百岁而视听不衰。他将儒家、道家以及外来古印度佛家的养生思想与中医学的养生理论相结合。他在《千金要方卷二十七·养性》篇中，引用嵇康的话曰："养生有五难，名利不去为一难，喜怒不除为二难，声色不去为三难，滋味不绝为四难，神虑精散为五难，五者必存，虽心希难老，口诵至言，咀嚼英华，呼吸太阳，不能不回其操，不夭其年也。"他在这里论述的日常起居、衣行住行、修身养性的方法，时至今日还在指导着人们的日常生活，如心态要保持平衡和乐观，不要一味追求名利；情绪要保持平和、舒畅，不要大喜大怒；娱乐要有所节制，不要纵欲无度；饮食要合理和适度，不要暴饮暴食；气血应注意流通，不要懒惰呆滞不动；生活要起居有常，不要违反自然规律；等等。他说："是以圣人为无为之事，乐恬淡之味，能纵欲快志，得虚无之守，故寿命无穷，与天地终。此圣人之治身也。"

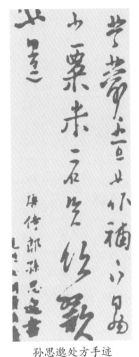

孙思邈处方手迹

　　以上的"四高"，即高尚的医德、高明的医术、高深的医道、高寿的享年是对孙思邈这个大医典范的概括。

　　孙思邈不但重视医术，更为可贵的是重视医德修养和人文精神的建设，在《千金要方·序》中，撰写了"大医习业第一""大医精诚第二""治病略例第三"，第一次阐述从医者的职业理想、职业道德，把科学精神的求真和人文精神的求善有机地结合起来，指明了人类医学的发展方向，他所阐述的思想至今仍然有现实的意义。

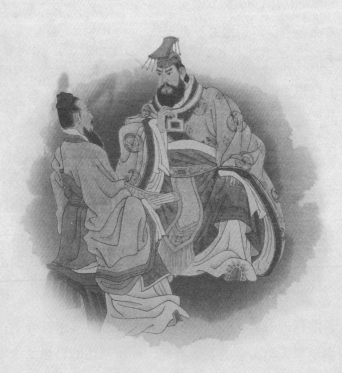

岐黄论内经　赵珊　画

第二讲　大医之道：唯人最贵

　　随着人们物质生活水平的提高，人们对健康的追求与日俱增。这些年医院的楼房越建越高，医师的数量越来越多，设备越来越先进，但也出现了值得注意的现象：疾病高发、费用高昂，患者对"看病难"怨声载道。在医疗服务中，我们看到一幕幕令人忧心的现象：医学技术主义日益盛行，卫生服务中的市场功利趋势日益明显，出现了"只见病不见人，只懂病不懂人，只治病不治人"的现象。临床医学出现难以弥补的缺憾：重诊治、轻预防，重高科技、轻传统技术，重治疗、轻护理。人们对医疗服务的种种诘难，反映了医疗体制的问题、医师素养的问题，其更深层次的问题，是医学人文的失落。

　　孙思邈的《千金要方》虽然没有出现"人文精神"的字眼，但通篇充满着人文精神。

大医之道，这个"道"是指医务人员从医应当遵循的宗旨、规律，其核心是精神和价值取向。这个精神和价值取向就是孙思邈概括的四个字：唯人最贵。

一、唯人最贵，强调了医学要把人的生命健康作为医学的最高价值

孙思邈在《千金要方·治病略例第三》中说："夫二仪之内，阴阳之中，唯人最贵。人者，禀受天地中和之气，法律礼乐，莫不由人。"他还说："人命至贵，有贵千金。""古之善为医者，上医医国，中医医人，下医医病。"孙思邈的这一思想，传承了中国古代中医的理论同情、爱护、关心病人的人文精神。《黄帝内经·素问》讲："天覆地载，万物悉备，莫贵于人。"《礼记·礼运》说："人者，天地之德，阴阳之交，鬼神之会，五行之秀。"人是天地之"心"，是五行（金木水火土）之端（起始与终点），人能理解掌握自然的规律，是万物运行的主导者，所以，许慎在《说文解字》中说："人，天地之性最贵也。"医学不同于一般的学科，它直接关系到

人的生存状态，关系到人的生老病死、痛苦和欢乐，从根本上决定和影响人的生命与生活质量，为此，大医首先必须有仁爱精神。中华民族有句古训："医乃仁术。"《孟子·梁惠王上》云："无伤也，是乃仁术也，见牛未见羊也。君子之于禽兽也，见其生，不忍见其死；闻其声，不忍食其肉。"意思是说：没有伤害，这就是仁爱了，因为大王只看见牛而没有看见羊。君子对于禽兽，见过它活着，就不忍心看它死去；听过它的声音，就不忍心吃它的肉。仁术是仁爱之术，人道之术，也是精益求精之术。"唯人最贵"也是人类共同的价值观，是《希波克拉底誓言》的基本精神。誓言指出："一定把病人的健康和生命放在一切的首位。"

古人认为，医道乃为天德，元代王好古在《此事难知·序》中说："盖医之为道，所以续斯人之命，而与天地生生之德不可一朝泯也。"医师的天职，是帮助延续人们的寿命，促进人们的健康，提高人们的生命质量。这种道所体现出来的德和天地长养万物的大公无私之德相一致。为此，大医之道，就是守护人的生命，以人为本，以人的生命为本，这是医学的宗

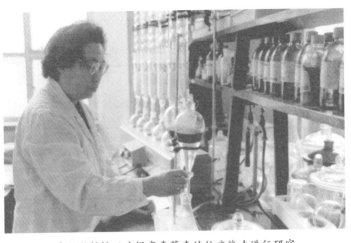

屠呦呦教授正为提高青蒿素的抗疟能力进行研究

旨和立足点。

　　医护工作者有一个称谓叫"医生"，"医生"这两个字包含着医护工作者的使命就是用医道、医德和医术去尊生、护生、养生，守护人民的生命健康。

　　孙思邈"唯人最贵"的主张，强调了医学要建立在人道主义的基础上。它是对人的生命神圣、生命质量、生命价值和人类未来的健康与幸福的关注，是对人类身心健康和自然、社会与人之间的和谐互动及可持续发展的关注，是对救死扶伤、减轻和消除人的病痛的关注。

青蒿素的发现者、诺贝尔医学奖的获得者屠呦呦，她和团队试验了2 000多种中草药制剂，开创性地分离出青蒿素应用于疟疾的治疗。

屠呦呦在研制青蒿素时，科研条件简陋、环境差，盛放乙醚浸泡青蒿的大缸，时时发出刺鼻的气味。为了确保研制的青蒿素临床安全，她自愿当"小白鼠"，亲自服药试验，得了中毒性肝炎。获得诺贝尔奖后，有记者问她："当身体受到损害时，您想过放弃没有？"屠呦呦说："我的身体虽然受到了摧残，体质一直很差，但我一想到青蒿素能对抗疟疾这一威胁人类生命的一大顽敌，拯救数不清的生命，我就深感欣慰，哪怕让我付出生命也在所不惜！"

为了研制新药，拯救生命，屠呦呦不惜牺牲个人健康，甘愿以身试毒，哪怕付出生命也在所不惜！这体现了她把大众生命看成最高价值，体现了她的人道主义情怀和无私奉献的精神。

孙思邈"唯人最贵"的主张，强调了医者要有"好生之德"的人性。新校《千金要方·序》中说，唐真人孙思邈，"以上智之材，抱康时之志，当太宗治平之际，思所以佐乃后庇民之事，以谓上医之道"。还指出，大医须"以好生为德，以广爱为仁"。在这里指出了大医之道，是一心只求庇护民众，解除民众的疾苦，以好生为德。唯人最贵，也就是唯命最贵。一个人没有生命，一切拥有的东西都会归零。"命"是无法用金钱来衡量的，也无法用金钱去购买。

"大医精诚第二"中说："自古名贤治病，多用生命以济危急，虽曰贱畜贵人，至于爱命，人畜一也。损彼益己，物情同患，况于人乎？夫杀生求生，去生更远。吾今此方，所以不用生命为药者，良由此也。其虻虫、水蛭之属，市有先死者，则市而用之，不在此例。只如鸡卵一物，以其混沌未分，必有大段要急之处，不得已隐忍而用之。能不用者，斯为大哲，亦所不及也。"虽然动物药是很重要的一类中药材，但"药王"孙思邈反对杀生以获取。虻虫、水蛭等药物，市面售者都已死亡，可以使用。鸡蛋，因为还没有形成生命，必要时可以使用。孙思邈认为，很多人以为人的性命要高于动物，这是错误的看法，在生命面前人畜平等。

孙思邈临终前，嘱其家人将其薄葬，不须杀牛羊

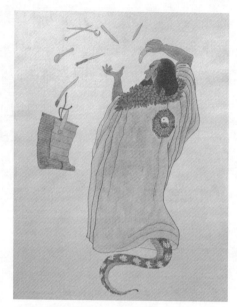

伏羲制九针　赵珊 画

来举行祭祀活动。这体现了他的好生之德和慈悲的情怀。作为医师，要维护人的生命尊严，反对功利化和工具化，以及对象化地看待生命。

医师所面对的对象，不是一般的社会大众，而是深受疾病困扰、心理脆弱并渴望从医务人员那里获得同情和帮助的群体，他们的生命尊严更需要去主动维护。如果医师视生命如蝼蚁，对危在旦夕的生命没有怜悯之心，漠视那些充满期盼甚至是乞求的病人，就失去了做医师的资格。

孙思邈"唯人最贵"的主张，强调了医学要对人的生命健康给予深切的人文关怀。也就是顺应人们离苦得乐、趋利避害的人性要求，对生理上的疾病给予治疗，对心理上的创伤给予抚慰，在患者治疗的全过程中，给予无微不至的关怀。不少专家、学者认为，"医务生涯不再只是技术功利的积累，而是一次次人性的相遇、心志的拓展、智力的攀岩"。"医学是人学，它不仅仅是人类关于自身形态、功能、代谢现象与规律，生理、病理、药理知识，诊疗、护理、康复技术体系的建构历程，也是生命中痛苦与关怀、苦难与拯救，职业生活中理性与良知的搏击、升华的精神建构历程"。"医学人文的价值关怀不仅弥散在诊疗室里，也贯穿在治疗的全过程"。

孙思邈"唯人最贵"的人文关怀，具体体现在对人的生命的敬畏、人的情感的关爱和人格的尊重，对人的生命质量、人类的健康与幸福的关注上。

我国现代普通外科的主要开拓者，肝胆外科、器官移植外科的创始人和奠基人之一裘法祖有"裘一刀"的美誉。他平日里搞科研、看病、做手术、指导学生、交流学术……工作十分繁忙，但在他心中，做一名好医生才是头等大事。裘法祖兢兢业业、谨慎细致地对待每位病人，一丝不苟地诊病、开药、做手术、查房、写病历。他说："一个病人愿意在全身麻醉的情况下，让医生在他肚子上划一刀，对医生是多么大的信任啊！这种以生命相托的信任，理应赢得医生亲人般的赤诚。医生治病，就是将病人一个一个背过河去。每次背病人过河，医生要探明河的深浅，水流急不急，还要了解天气情况，用不用准备伞……只有这样，我们才能保证把病人背过河去，再把病人背过河来，让病人心里一直踏实地相信你，以后有病还愿意来找你看。"

他还常常教育自己的学生："医生不论高低，医德最是重要。医生在技术上有高低之分，但在医德上必须是高尚的。一个好的医生就应该做到急病人之所急，想病人之所想，把病人当作自己的亲人。"

裘法祖这样要求学生，自己也是这样做的。我国著名肝胆外科专家吴孟超曾见过这样一幕：他的老师，77岁高龄的裘法祖趴在病床旁边，通过观察病人的小便流量来诊断病情。

从医近70年，裘法祖施行手术无数，未错一刀。每次手术前后，他一定要数清楚每一件手术器械、每一块纱布。他的手术台被认为是最安全的手术台。

高超的医术治愈人身体的疾病，而高尚的医德能抚慰人心灵的恐惧，裘法祖就是这样一个"德技双馨"的医生。

二、唯人最贵，强调了医学要警惕由"技术崇拜"而带来的人文精神的失落

孙思邈强调"唯人最贵"，要求"大医精诚"。"精"就是要求必须有科学精神，他说："故学者必须博极医源，精勤不倦。"其中的"诚"，指出医者要有仁爱之心，真诚赴救，佑护生命，这要求有人文精神。科学精神与人文精神，于医学而言，两者缺一不可。"用心精微"。

当今医学模式依次经历了神灵主义医学、自然哲学医学、机械论医学、生物医学模式后，到了20世纪70年代，美国医学教育家恩格尔（Engle）指出，现代医学模式已从生物医学模式向生物—心理—社会

医学模式转变。这个模式的转变，一方面是科学的进步，人们对生命的认识从科学的角度进行了研究；另一方面也体现了科学精神和人文精神是医学必须遵守的基本要求。新的医学模式要求医师必须具有科学态度、科学思维、科学方法和人文关怀，不仅要重视患者的生理病因，还要关注患者的心理和社会病因。可见，生物—心理—社会医学模式决定了医学不是纯技术的学科，呈现着与其他学科交融的趋势，特别是要求与人文学科结合，迫切要求医师必须掌握医学、心理学、伦理学和社会学等方面的知识，要求医师必须具备精湛的医学技术、良好的心理素质、深厚的人文底蕴以及强健的体魄等。

20世纪以来，特别是后半叶，基础医学领域，关于基因遗传、神经、免疫、内分泌等生命现象的研究获得重大突破，分子生物学的兴起使人们探索生命健康，祈盼长寿，疾病的治疗有了新的手段。在临床医学领域，化学药物、抗生素、激素、心脏外科、器官移植、人工智能、人工器官等的临床进展，让人们相信现代医学什么都能做也应当做。人们幻想着科学可以消除一切病痛，人的所有器官都像机器的零件一样

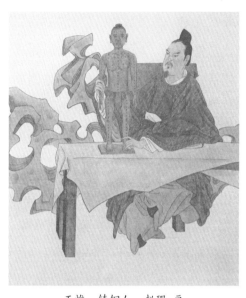

王惟一铸铜人 赵珊 画

随时可以更换。科学的进步无疑给疾病的治疗带来了曙光，但也不能奢望科学能改变一切，人类的疾病有自愈的，有医治好的，也有无法医治的。人体并不像机器那么简单，不能夸大科技的功效，更不能幻想人能够长生不老。同时，坚持科学精神不等于科学研究可以为所欲为，必须遵循医学的伦理道德。这是由人的自然属性和社会属性决定的。如生物技术的进步促进了医学发展，尤其是基因组测序和纳米生物技术，给人类治疗疾病带来了希望，但也引发了诸多社会难题。人们对"克隆人"的恐慌，对代孕的质疑，对胚胎干细胞技术的争议，以及胎儿实验、器官买卖等涉及道德、法律、人伦的一系列论争便是例证。现代医学的进步是科技的胜利，但假如走入"科学至上"的陷阱中，医学将最终丧失人性。医学如果没有人文精神的指引，一旦丧失人性，是十分可悲、十分可怕的。20世纪最骇人听闻的两大案例是侵华日军731细菌部队与德国纳粹在奥斯维辛集中营残暴的人体试验，法西斯医师们惨无人性的所谓"科学实验"（人体生存极限试验、活体切取器官试验等）成为当代医学史上最黑暗的一页。

现代科学的发展是一把"双刃剑"。一方面，它使疾病的检测、诊断更加准确，治疗更加快速。另一方面，也带来一些负面的影响：一是技术依赖。即人们心理上、诊断上对机器、仪器、硬件以及技巧产生盲目的崇拜心理，医师诊病离不开检验单、B超、X光等。于是，这就出现了过度的检查。一个人生病，往往来一个全身检查，依赖仪器去发现疾病。其实，有些检查是没有必要的，这导致了医疗费用的高昂。二是机械治疗。把人看成了"机器"，把人的器官看成了"零件"，好像更新就万事大吉，于是心脏放"支架""搭桥"手术普遍使用，殊不知这也会留下后遗症。三是技术伤害。科学技术用得好可以为人类造福，用得不好会给人类带来灾难。如核原子的发现，用于发电，给人类带来了清洁能源；用于造原子弹，搞得不好会导致核战争，给人类带来毁灭性的灾难。医学技术的发明、发现，更是如此。如"基因编辑"，会给我们带来伦理、法律等社会问题。医学假如没有人文的指引，带来的是冷漠、混乱和灾难。如果滥用药物，不但是对资源的浪费、财富的浪费，而且给患者带来身体的伤害。

值得注意的是，"技术至上"背后的潜在动力是追求更大的经济利益。毫无疑问，高技术将带来高利润，医院、药厂和生物技术公司共同分享这一利润。自从十年前开始基因治疗的临床试验以来，基因治疗的功效被广泛夸大，然而，在数百个基因治疗试验中，至今还没有任何一例能准确地证明具有临床疗效。

有人批评现代医疗保健体系已演变成为"医疗产业复合体"，"高技术—高费用—高利益"已成为

"医疗产业复合体"的目标，这是科学和市场两股力量结合的产物。在这个大的背景下，假如没有人文精神的定舵把向，没有坚持唯人最贵的理念，医学就会迷失方向，误入歧途，给人类带来严重的伤害。

三、唯人最贵，强调医学要防止由"金钱至上"和"商品拜物教"而带来的人文情怀的弱化

孙思邈在"大医精诚第二"中说："医人不得恃己所长，专心经略财物。"孙思邈在这里指出，作为一个医师要看淡财物，要把人民的生命健康摆在首位，这个看法至今仍然有现实意义。

今天，现代医学引入了市场机制。一方面，改善了医疗设施的建设，提高了医疗设备和效率；另一方面，也导致了医学人文、道德价值的"迷失"。

市场经济在促进生产力发展、社会进步的同时，也正逐渐渗透到卫生服务的各个领域。我国于20世纪90年代开始，在医疗领域引入了市场机制，促进了整个行业的发展。但市场天然地追求效率、利润，会导致医疗上的逐利倾向，一些医院为了生存和发展，会

把经济利益提到首位，一些医师会开"大处方"，做过度的检查和医疗，夸大患者的病情，增加患者的负担。医疗卫生事业事关人民群众的生命健康，理当把社会效益放在首位，医院首先是公益性的，为此，必须坚持医院公办的性质，不能强化产业的发展，要防止出现"医院大门八字开，有病无钱莫进来"。唯人最贵，要求对社会的各个阶层的人一视同仁，平等对待，要求医疗卫生的普惠性、平等性和公益性，它是对市场力量带来的负面因素的"矫正"。

这里我们特别赞赏美国医学家、科学家罗伊·瓦杰洛斯。他认为"医学是为人，不是为利润"，他提出"预防医学是最好的医学"。1989年9月11日，他以700万美元的价格，将世界先进的乙肝疫苗生产专利转让给中国，其实这700万美元大都用于培训中方技术人员以及派遣默沙东员工，是没有利润的。他说："虽然无利可图，但它有望拯救的生命数量超过了默沙东曾经做过的任何事。"罗伊·瓦杰洛斯对医学的理解是令人敬佩的，他以增进人类的生命健康作为唯一的追求是非常可贵的，特别是"预防医学是最好的医学"的见解具有前瞻性，体现了"上医治未

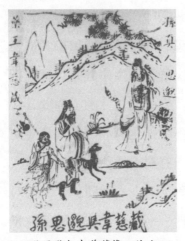

孙思邈与韦慈藏像　佚名

病"的理念，可惜我们当下还没有高度地重视预防医学的发展，未能提到应有的高度。

有一个药店门口贴着一副对联："但愿人皆健，何妨我独贫。"这副对联体现了行医的宗旨，以治病救人为天职，毫不计较利多利少，这是医者的良心所决定的。

唯人最贵，体现了医学的价值追求。人的生命高于天，医师必须以拯救生命作为自己的天职，把促进人的生命健康作为矢志不移的追求，不为名利所左右，不为喜好所旁移，不为亲疏而改变，这就是孙思邈告诉我们的医学宗旨。

当然，要防止"金钱至上"对人文精神的侵袭，要有一个制度的保证，这就要坚持医疗公益性的定位，坚持医院以公立、公办为主体，不能以市场化、产业化作为方向，坚持以促进人民群众的健康作为标准，在管理上注重效率、绩效、效能，在追求社会效益和经济效益中找到一个平衡点和结合点，形成政府、医院、医生、患者都能满意的局面。

2020年9月8日，习近平总书记在全国抗击新冠肺炎疫情表彰大会上概括了伟大的抗疫精神，指出"在这场同严重疫情的殊死较量中，中国人民和中华民族的敢于斗争、敢于胜利的大无畏气概，铸就了生命至上、举国同心、舍生忘死、尊重科学、命运与共的伟大抗疫精神"。习近平总书记指出的"生命至上"与"唯人最贵"一脉相承，是医学人文的核心精神。

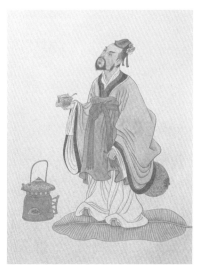

伊尹制汤液　赵珊　画

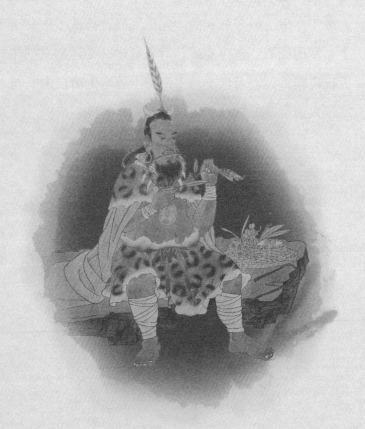

神农尝百草　赵珊　画

第三讲 大医之德：仁爱之心

孙思邈是我国医学史上第一个系统阐述医德的人，他在《千金要方》中第一次论述了"大医精诚"，指出大医要"大慈恻隐""誓愿普救""无欲无求""一心赴救""普同一等""精勤不倦""尊重同道""举止端庄"等，阐述了医者的道德情怀、道德规范和道德行为，是对医德的全面、系统的概括。

孙思邈对"大医之德"的论述，传承了中华民族优秀的传统道德思想。

儒家认为医学为"生生之具"，医学的目的是仁爱救人，为医者，最重要的应当有仁爱之心。行医治病、施药救人就是施仁爱于他人，儒家的仁爱思想可以说是医学道德的理论基础。

医师有仁爱之心，是科学精神、道德情操和人文情怀产生的基础和源泉。没有"仁爱"，医师必然是无情的、冷漠的。只有仁爱之心，才能博施济众，对所有患者都一视同仁。在医师眼中，患者都是病人，对之用心皆一，施药无二，而且要把所有病人都看作自己的亲人一样去救治。传说孙思邈家里设有许多病床，对患有"恶疾"的患者，也"莫不一一亲自抚养"，视之如同家人。孙思邈提出对所有病人"皆如至亲"之想，这在等级制度森严的封建社会是难能可贵的。

医师有仁爱之心，才能做到"勿避险巇(xī)"，"一心赴救"。正因为如此，孙思邈教导医师治病时要不怕艰难险阻，不论白天黑夜，不管严寒酷暑，不顾饥渴疲劳，要全心全意为患者服务。

医师有仁爱之心，才能时时激励和鞭策他们为达到"精诚"的境界而精益求精。精通医理是实现"仁爱救人"的一个基本条件。孙思邈指出"诚"作为衡量医师道德水平的重要尺度，包括"不自欺"和"不欺人"。"不欺人"就是不欺骗患者，对患者要竭诚救治，诊疗时要严肃认真、真诚，一切为患者着想。"不自欺"就是把科学精神作为崇高精神，具有坚持科学的勇气和探求真理的精神，求真、求实。

上面讲的是医道，医道要靠医德去落实，医德是医学人文的中心内容，而医德的核心内容是"仁爱之心"。

那么，孙思邈对大医之德提出了什么样的要求呢？概括起来有如下几个方面：

一、要具有"大慈恻隐"的仁爱情怀

孙思邈在《千金要方·大医精诚第二》中说："凡大医治病，必当安神定志，无欲无求，先发大慈恻隐之心，誓愿普救含灵之苦。若有疾厄来求救者，不得问其贵贱贫富，长幼妍媸①，怨亲善友②，华夷③愚智，普同一等，皆如至亲之想。亦不得瞻前顾后，自虑吉凶，护惜身命。见彼苦恼，若己有之，深心凄怆。勿避险巇④、昼夜寒暑、饥渴疲劳，一心赴救，无作功夫形迹之心。如此可为苍生大医，反此则是含灵巨贼。"

---

①妍媸（chī）：美丑。妍，娇美。媸，相貌丑陋。
②怨亲善友：谓关系亲疏。善，交往一般者。友，过从密切者。
③华夷：谓不同民族之人。华，汉族。夷，古代对异族的统称。
④险巇（xī）：艰险崎岖。

这段话的意思是说：凡是品德医术俱优的医师治病，一定要安定神志，无欲念、无希求，首先表现出慈悲同情之心，决心拯救人类的痛苦。如果有病人来求救，不管富贵贫贱、老幼美丑，或与自己有无恩怨，或聪明与否，都要一视同仁像对待自己的亲人一样。都不会瞻前顾后，考虑自身的利害得失，爱惜自己的身家性命。看到病人的苦痛，就像自己的苦痛一样，内心悲痛，不避忌艰险、昼夜寒暑、饥渴疲劳，全心全意地去救护病人，不能产生推托和摆架子的想法。这样才能称作救命之医，反之则是害人之贼。

"慈悲"精神是佛家的理念，佛家主张"慈悲为怀，普度众生"，为人们解除苦厄。"恻隐"之心，则是儒家所倡导的，儒家认为这来自于人的善良的本性。孟子说："无恻隐之心，非人也；无羞恶之心，非人也；无辞让之心，非人也；无是非之心，非人也。"孟子接着讲"四心"与"四端"的关系，指出："恻隐之心，仁之端也；羞恶之心，义之端也；辞让之心，礼之端也；是非之心，智之端也。"这就是说，同情心，是仁的萌芽；羞耻之心，是义的起点；辞让之心，是礼的开端；是非之心，是智的初始。

　　有一次，孙思邈行医采药来到一个小村庄，忽然间听到一阵狗叫，只见一个妇女躺倒在地，口中不断地呻吟，发出痛苦的喊声。原来这个妇女的小腿被狗咬伤了，鲜血直流。孙思邈急忙从随身携带的药箱中拿出一种药来，给她敷上，顿时血止祛痛。孙思邈走到哪，就把治病做到哪，用同情心、悲悯之心对待百姓。

　　孙思邈坚持以"天覆地载，万物悉备，莫贵于人"的人本思想，把"大慈恻隐"看作是医师的崇高品质。他弘扬"誓愿普救含灵之苦"的献身精神，

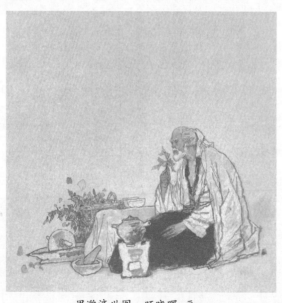

思邈济世图　旺晓曙 画

为"拯黎民而济赢劣",放弃功名富贵,屡次拒官不做,不顾"昼夜寒暑,饥渴疲劳""一心赴救",立志做"苍生大医"。病人把自己的生命托付给了医师,给医师充分的信任,必须以心交心,才对得起这份沉甸甸的信赖。医师面对的是有病痛的患者,身心受到了折磨,作为医师要充满同情心、怜悯心,千方百计、千辛万苦帮助其消除痛苦,这是医师的天职。

具有大慈恻隐的仁爱情怀,是作为一个医师起码的条件和前提。有这样的一个故事:

1921年,协和医科大学招收新生,但名额很少,其中一个考场设在上海。有一个女孩立志要当医师,参加了考试,最后一科是考英文。协和对英文的要求极高,她刚写了几笔,考场中突然有一个女生晕倒了,这个考生不顾自己的考试,先全力抢救这个女生。等她救助完这个女生,考试也结束了,她没能完成答题,打算第二年再考。监考老师看到这个过程,就把过程写信告诉了协和医院的领导,协和医院的领导调看了她前几科的成绩,最后决定录取她,因为她具备当一个好医师最重要的条件,这就是良好的德行。这个女孩的名字叫林巧稚。

林巧稚是我国妇产科的创始人，也是中国最早的女院士。她说："最爱听的声音就是婴儿出生后的第一声啼哭。"她一生亲手迎接五万多名新生儿，虽终身未婚，却被尊称为"万婴之母"。

发"大慈恻隐"仁爱情怀，要"一心赴救"，遵循人道主义的原则。作为医师，其职业决定了必须救死扶伤，减轻患者的病痛，这个天职决定了在医师的眼里没有"好人"与"坏人"、"亲人"与"仇人"的区别，不论是江洋大盗，还是道德楷模，生命是一样的。医师没有选择病人的权利，更没有替天行道的权力。面对生命垂危的病人，医师的职责是救治。

国医大师邓铁涛视病人如亲人，把生命看得高于一切。2003年4月17日，广州中医药大学第一附属医院重症监护室发生了一件令人难以置信的事：一对夫妇闯入禁止探视的重症监护室，直奔罹患重症肌无力危象的儿子小林的病床，拔下了呼吸机的套管和氧管。小林很快就呼吸困难，脸色发紫，神志模糊。12岁的孩子命悬一线。

原来，这对夫妇家境贫困，为救孩子已变卖了仅有的房产。来广州入院后，经5天的治疗，虽有好转，但钱已花完。绝望之下，采取了这一极端做法。

面对这个危重患儿，家属自愿放弃抢救，并签字承担责任后果。当邓铁涛得知后，第一反应是亲自到ICU病房看望患儿。他先鼓励孩子父母，小孩还有生机，治疗得当还是有希望的。

"小孩瘦成这样，单靠药物如何能起作用？"看到这个骨瘦如柴的孩子蜷缩在病床上，邓铁涛拿出5 000元给ICU护士长："到营养室买鼻饲食物，要保证每天所需要的能量，有胃气才有生机。"又对ICU主任说："重上呼吸机，费用我先垫。"

经过系统治疗，孩子一天天好转，于2003年5月12日，转入普通病房。6月9日，孩子出院随父母回到湖南老家，广州名医治好小林的消息轰动乡村。

二、要恪守"普同一等"的平等准则

孙思邈秉承孔子"泛爱众而亲仁"（《论语·学而》）的理念，提出"普同一等，皆如至亲之想"，即对待病人要一律同样看待，待病人如亲人。

孙思邈提出要"心怀仁爱，博施济众"，视患者"皆如至亲之想"，这种一视同仁、公平公正对待患者的医学道德观，体现了对人人都有平等的医疗权利的尊重，体现了尊重病人的人格与尊严。

在医学中坚持平等原则，体现在消除医疗特权，要求医师在治病时，不为地位、贫富、喜好所左右。当然，在医疗实践中做到绝对平等也很难。平等不但取决于医师，也取决于医疗制度的制定，取决于社会的普遍共识。要实现真正的平等，还得走漫长的道路。

2009年初，苹果公司总裁乔布斯查出肝硬化晚期，唯一的办法是马上进行肝移植。乔布斯同意肝移植，可是当亲人做了检查后，没有配上型，只能向外求助。可是现实却很残酷，美国有超过12万病人正在等待器官移植，在等待的过程中，每年有超过6 500位病人在接受移植手术之前就去世了。

找肝源成了头等大事。公司高层觉得乔布斯是"美国精神"的代表，他的生命比别人都更有价值，再加上钱对于他来说不是问题，于是，各方都在为寻找肝源想办法。乔布斯有一次到医院去进行例行检查，他看到有不少人看他的眼神变了，他很奇怪，后来才知道他的好朋友托关系找了院长、部长，想为他换肝走后门、搞特权。他马上对朋友说："谢谢你们为我所做的一切，但是我生病后，我更加理解那些患者等候器官的心情，我觉得人的生命权是平等的。"后来乔布斯还得知有人为了帮他找到肝源，不惜走"黑市"。他找到公司高层，请他们别再"搞公关"了。可是高管说："你活着，才能改变世界。"乔布斯说："我改变世界的目的是要让世界变得更美好，如果因为我们有钱，就抢了别人的生存权，那么这样的世界也不是我想要的世界。"最终大家只好放弃一切努力，排队等肝。

与此同时，乔布斯想到如果未来医学能够实现器官再生，可按需定制人体器官，就可以解决器官供不应求的问题，于是在这方面加大了投资。

6个星期后乔布斯终于等来了可供移植的肝脏。但是，由于等待时间太长，乔布斯的癌细胞已经转移、扩散。这次移植错过最佳时机，只延长了乔布斯生命2年多时间。但是，乔布斯无怨无悔。

就生命尊严来说，人与人之间是没有差别的。不管病人地位的高低和能力的大小，都应有作为人的尊严。因此，医者不能把病人分为三六九等，以高低贵贱的不同等级区别对待。

三、要坚持"淡泊名利"的价值追求

孙思邈在《千金要方卷第二十七·养性》中说："人之居世，数息之间。信哉。呜呼！昔人叹逝，何可不为善以自补邪？"他认为生命短暂，时光易逝，积善为上。他认为"孜孜汲汲，追名逐利，千诈万巧，以求虚誉，没齿而无厌"，一心追逐名利，必然会以欺诈、工巧的手段去谋取，这是不利于自己修心养性、养生的。他认为淡泊名利是养生之道，也是从医之道。他说："恬憺虚无，真气从之，精神内守，病安从来？是以其志闲而少欲，其心安而不惧，其形劳而不倦，气从以顺，各从其欲，皆得所愿。"又说："是以圣人为无为之事，乐恬淡之味，能欲快志，得虚无之守，故寿命无穷，与天地终。此圣人之治身也。"孙思邈把恬淡虚无、少欲心安作为养生的

原则，这是有科学根据的，一个人恬淡虚无、心态平和、气血顺畅，则百病不侵。

孙思邈在这一人生理念的指引下，一生淡泊名利，忠于医道，救死扶伤，不贪名利。由于医术高超，隋唐两代帝王都曾征召孙思邈并授以高官厚禄，均被他一一婉拒。他恬淡宁静，心甘情愿做一个普救众生的民间医师。他强调的"无欲无求"体现了医者的宽广胸怀和高尚情操。救死扶伤是医师的天职，医师决不能恃术以自贵，挟技以邀财。他认为贪欲会遮蔽一个医师的良心、善心和责任心，也会泯灭医者的天性。医师戒除贪欲，不仅对成就和完善自己的人格至为重要，而且对于处于生死关头的病人也至关重要。如他所说："所以医人不得恃己所长，专心经略财物。"这告诫我们只有不图私利，不为钱财所诱惑，方能造福于病人，为民众所尊敬，否则有悖医德，为民众所不齿。孙思邈指出，作为一名医师，只有不为名、不为利所困，才能在行医中做到"至意深心""审谛覃思"，为病人排忧解难、去病除疾。

医师作为一个社会的普通人，首先要生存，追求正当的物质利益无可非议。但医师职业的特殊性，决定了医师不能以利益为最高目标和唯一目的。东汉张仲景明确提出了医学"上以疗君亲之疾，下以救贫贱之厄，中以保身长全"的价值定位。医学救人生命的功用，决定了医师救人济人的人生价值追求，必须在维护正当权益的基础上，与人的价值追求、道德修养和医学活动结合起来。有时，当个人利益与患者的生命价值发生冲突时，宁可舍弃个人的利益，这是儒家提出的道德准则。孔子曰："君子喻于义，小人喻于利孔子。"（《论语·里仁》）孔子把"道义"看得高于一切，把"义"与"利"作为评价君子的一个标准，认为君子不追求名利，不计较个人得失。孙思邈说："凡大医治病，必当安神定志，无欲无求。"他主张怀着救苦救难之情，把财物得失置之度外，强调医师应具备清正廉洁的高尚品德。病人以生死相托，医师必须千方百计地为病人解除痛苦。若医师不以救人疾苦为目的，而专心经略财物，沽名钓誉，不但误人生命，而且害己，终成医药败类，"含灵巨贼"。

《太平广记》引述晋朝葛洪所著《神仙传·董奉》的记载：三国时，有一个名医叫董奉。他不但有很高的道术和医技，而且也是一个品德高尚的人，与当时的华佗、张仲景齐名，号称"建安之神医"。传说董奉在庐山替人治病从不收费，只让治愈的重病者在山上种五株杏树，轻者一株，数年后得杏十余万株，成为一片杏林。杏子成熟后，董奉就用杏子来换取粮食，救济贫苦的百姓。后来，人们为感谢董奉，便常以"杏林"作为医者为民造福的实例，并用"杏林春暖"称赞医德高尚、医术高超的人。

宋朝有一个太医叫孙居昉，他自号"四休居士"，他为大众治病经常无偿发药，并且不求别人的感谢。有人不解，问他为何自称为"四休居士"？他笑着说："粗茶淡饭饱即休，被破遮寒暖即休。三平二满过即休，不贪不妒老即休。"古代占卜认为平日和满日主生，是种养的好日子。"三平二满"比喻生活过得去，很满足。孙居昉追求简朴的生活，

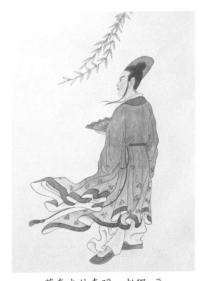

董奉杏林春暖　赵珊　画

保持平和的心态，淡泊明志，难能可贵。宋代辛弃疾对此加以赞赏，他在《鹧鸪天·登一丘一壑偶成》中曰："百年雨打风吹却，万事三平二满休。"

作为医生，只有把解除病人的疾苦作为职责追求，才能把名利看淡，才能做到"重内我"而"轻外物"。

《后汉书·韩康》记载了名医韩康的故事："韩康，字伯休，京兆霸陵人，常采药名山，卖于长安市，口不二价，三十余年。时有女子从康卖药，康守价不移。女子怒曰：'公是韩伯休耶？乃不二价乎？'康叹曰：'我本欲避名，今小女子皆知有我，何用药为？'乃遁入霸陵山中。"韩康是一名药师，深懂医药，以采制名山名药为人治病为生，隐姓埋名，皇帝曾派使者宣韩康入朝当医官，不得已乘车前往，中途设计逃遁，拒绝名利。韩康自采自制良药，为病人服务，廉价销售，言不二价，以微薄的收入维持生活必需，为后世所传颂。

当下，从事医师超越"利"的束缚比较容易做到，但要超越"名"的追求则还难以做到。现有职称评定的指标以论文作为衡量科研水平的重要标准，轻视了临床治疗能力，这是本末倒置的。医师的能力应该以治疗水平作为最终的评价指标，论文可以作为次要的参考标准。这就需要从机制上矫正医师职称评审的指标。

四、要遵循"不伤害""避免伤害"的道德准则

孙思邈在《千金要方·大医习业第一》中说："若能具而学之，则于医道无所滞碍，尽善尽美矣。"孙思邈对于医者的要求很高，要求仁心仁术，达到尽善尽美的境界。他在《千金要方·治病略例第三》中说："一医处方，不得使别医和合，脱或私加毒药，令人增疾，渐以致困。如此者非一，特须慎之，宁可不服其药，以任天真，不得使愚医相嫉，贼人性命，甚可哀伤。"孙思邈在这里强调的医德要遵循"不伤害"的原则。

人体是一个极其复杂的机体，同一种病所引起的原因各不相同，人体的五脏六腑又是相互联系的，为此，医师要辨证施治，准确用药。孙思邈在《千金要方·大医精诚第二》中说："若盈而益之，虚而损

之，通而彻之，塞而壅之，寒而冷之，热而温之，是重加其疾而望其生，吾见其死矣。"俗话说，"凡药三分毒"，用错药，用过量的药，都会给人体造成伤害。这是医疗的特殊性。医疗行为可能给病人带来的伤害是多方面的，包括身体的伤害、经济的伤害和精神的伤害，这三种伤害有时是互相联系的。当下，最主要的表现在过度检查和过度用药上。比如，CT检查可以辅助我们诊断疾病，但CT检查会有辐射伤害。尽管这种伤害很低，但还是存在。这就要权衡利弊，如果可做可不做，就不要做，哪怕损害很小也不应该做。现在的一些医师诊病完全依据仪器的检测，凡是住院的人先来一个全身检查，X光、CT、抽血等，各种检查大约一周以后，才开始研究如何治疗，这一方面反映了医师的水平不高，只有借助设备才能判断人的身体的病症，对机器有很大的依赖；另一方面，许多检查其实也没多大的必要，有些检查还对身体带来了伤害，如辐射等，这就违背了医德最重要的"不伤害"准则。

如在治疗心脏病中，对心血管堵塞，一般都是放置"支架"或"搭桥"，给患者留下了许多后遗症。

又如在用药方面，有些医师习惯开大处方的药，这也会给患者带来经济上的伤害。中医讲究君、臣、佐、使，一般来说，一个处方9～12味药已经足够，关键是药用得对，搭配得巧。

医生在为病人治疗时，就要尽可能地把对病人机体的损伤降到最低点，某些没有充分实验和科学证据的新药物、新技术、新疗法不要轻易在病人身上试验；在治疗中要尽可能地为病人节省费用，许多国医大师在保证最优疗效的前提下，尽量开小处方的药，减轻病人的负担。首届国师大医路志正说："药不贵繁取其功。"路志正12岁拜师学医，17岁独立应诊，悬壶济世80年，救治了数以万计的患者。他说："每当临诊，我总觉得诚惶诚恐，生怕一时疏忽而出变故。因为我们面对的是病人，是生命，生命大于天！"每一个方子，他都反复斟酌，坚持精确、至简的用药原则。

路志正说："治病如御敌，贵在轻便、轻简、轻淡。临证用药如将用兵，不在多，而在独选其能。药不贵繁，量不在大，唯取其功，所谓四两拨千斤。"药量过大、五味杂陈、味厚气雄，则矫枉过正、损伤脾胃。脾胃受损则不能运药，产生不良反应，导致药源性疾病。为此，临证处方用药，一般不超过12味，每味用量不超过12克，常选质轻、味薄、性平和之品。这符合孙思邈在"用药第六"的说法："凡药有君臣佐使，以相宣摄，合和者宜用一君二臣三佐五使，又可一君三臣九佐使也。"

国医大师梅国强的诊费很多年一直保持在15元，他开方从病情出发，一般只用12味左右，多为常用药，价格相对低廉，但诊疗效果显著。

五、要遵守尊重隐私、保守医疗秘密的规范

孙思邈在《千金要方·大医精诚第二》强调对生命的尊重，对病人的同情，强调不能"道说是非，议论人物，炫耀声名"。同情和尊重病人，是医德的一个重要规范。每一个人都有自己的隐私。患者的疾病，特别是男女患者在性器官等方面的疾病，往往难以启齿。隐私被尊重是现代社会公民的权利，为此，医师不能未经患者的允许就将患者的病情透露给第三方，这是医患之间建立相互信任契约关系的基础。

有一个阿富汗著名医师阿卜杜勒的故事：

阿卜杜勒博士是阿富汗著名的外科医师。他医术高明，心地善良。对于支付不起医药费的患者，他会主动少收，甚至完全免费，因此来找他治疗的人特别多。

有一次，阿卜杜勒接收了一名叫穆勒的患者，做了一系列的检查之后，得知穆勒竟然是HIV病毒的携带者。更糟糕的是，穆勒是阿卜杜勒独生女儿的男朋友，而且两个人正准备结婚。

"赶快告诉你的女儿，让她跟男朋友分手！"参与治疗的护士着急地对阿卜杜勒说。阿卜杜勒沉默了片刻，开口道："不，我是一名医师，我无权告诉别人我的患者的病情，我的职责是让患者知情，并为他治病。"说完后，阿卜杜勒便投入到工作当中，并亲手为穆勒做各种检查和治疗。在此期间，阿卜杜勒的女儿好几次来医院探望男朋友，阿卜杜勒像什么都没有发生过一样，只是以体检的名义给女儿做了一次全面检查，确定女儿没有感染病毒时，阿卜杜勒长长地舒了一口气。

穆勒出院时，阿卜杜勒单独与他谈话："作为一名医师，我无权干涉你的个人生活，不过你现在已经感染了HIV病毒，所以我有一个建议，希望你能告诉你的女朋友你患病的实情。如果你真的爱她，应该尊重她，给她幸福。当然，如果她仍选择和你在一起，那我也会祝福你们的。"阿卜杜勒说了一番情真意切的话，穆勒感动地流下了眼泪，随即坦诚地告诉阿卜杜勒的女儿自己的病情，并主动选择了分手。

"作为一名父亲，我当然希望女儿健康幸福。但同时我也是一名医师，我要为我的病人负责。所以，在医师和父亲之间，我必须选择维护医师的职业操守，替患者保守病情是我的职责，建议他对情侣坦白病情也是我的职责。"阿卜杜勒认真地说。

在我国古代，对医德的要求不但很高，而且很严格、具体。明代医师李挺在《医学入门》中提出了"习医规格"，他对医生的行为规范提出了具体的要求。有人问他："可否用一句话来概括医德？"他回答说："不欺而已矣。"那么，什么是"欺"？他又做了进一步的阐述："读《入门》书，而不从头至尾灵精熟得一方一论，而便谓能医者，欺也；熟读而不思悟融会贯通者，欺也；悟后而不早起静坐调息，以为诊视之地者，欺也；诊脉而不以实告者，欺也；论方用药，潦草而不精详者，欺也；病愈后而希望贪求，不脱市井风味者，欺也！（盖不患医之无利，特患医之不明耳。）屡用屡验，而心有所得，不纂集以补报天地，公于人人者，亦欺也。欺则良知日以蔽塞，而医道终失；不欺则良知日益发扬，而医道愈昌。"李挺在这里讲的"不欺"，其实是对孙思邈"大医精诚"中"诚"字的内涵的解读和系统的阐述，从行医的志向、态度、技艺、境界都提出了具体的要求。

明代医学家龚延贤在《万病回春》中提出了"医家十要"：即"一存仁心，二通儒道，三精脉理，四识病原，五知气运，六明经络，七识药性，八会炮制，九莫嫉妒，十勿重利"。

明代外科学家陈实功在《外科正宗》中，也提出了"医家五戒十要"，对医师的职业操守做出了具体的规范，其中"五戒"的内容是：无论病家大小、贫富，有请便往，不得迟延、厌弃。药金勿论轻重有无，当尽力施治；凡遇妇女及霜妇、尼僧等，诊病须有侍者在旁；不得贪图病家珍宝等物；不可行乐登山，携酒游玩，致就诊者守候无时；凡给娼妓看病，亦当正视如良家子女，不可任意儿戏。"十要"包括：先知儒理，然后方知医理；选买药品，必遵雷公炮灸；凡奉应衙所请，要速去勿怠等；要谦和谨慎，信和为贵；要勤俭治家，力戒奢华；要顺应天命；要省费惜禄；遇贫难者，要量力微赠；要把积蓄用于置买产业；要购备前贤书籍，以进学问；不可负天之命，不可求奇好胜，对贫穷之家不可要他药钱。

今天，我们对从医者也提出了具体的要求，凡是学医的新生都要参加宣誓仪式，诵读誓言。这个《医学生誓言》的内容是这样的：

健康所系，性命相托。当我步入神圣医学学府的时刻，谨庄严宣誓：我志愿献身医学，热爱祖国，忠于人民，恪守医学道德，尊师守纪，刻苦钻研，孜孜不倦，精益求精，全面发展。我决心竭尽全力，除人类之病痛，助健康之完美，维护医术的圣洁和荣誉，救死扶伤，不辞艰辛，执着追求，为祖国医药卫生事业的发展和人类的身心健康奋斗终生。

习近平总书记在《推进健康中国建设》一文中，高度评价广大的医务工作者，指出"我国广大卫生与健康工作者弘扬'敬佑生命、救死扶伤、甘于奉献、大爱无疆'的精神，全心全意为人民服务，特别是在面对重大传染病威胁、抗击重大自然灾害时，广大卫生与健康工作者临危不惧、义无反顾、勇往直前、舍己救人，赢得了全社会赞誉"。习近平总书记讲的"敬佑生命、救死扶伤、甘于奉献、大爱无疆"的精神，是医学人文精神的集中体现，也是我们应当遵守的道德准则。

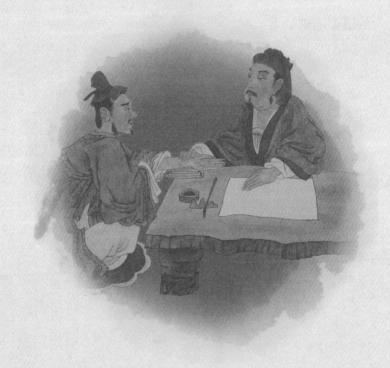

仓公衍脉学　赵珊　画

第四讲　大医之体：真诚友善

大医之魂、大医之德是大医的内核，大医之体则是大医之魂、大医之德的体现。大医之体是指大医的风范、风度、风格以及态度和作风，是大医的形象。

医师在行医的过程中，既是医术的运用，也是精神境界、道德水准和文化教养的体现。可以说，有什么样的人文精神，就有什么样的医师，就有什么样的行为风范，就有什么样的医疗水平，就有什么样的生命质量。

有调查表明，从20世纪90年代始，我国医疗纠纷的数量以10%～20%的比例递增，这些纠纷呈现出对立加剧、范围扩大、处理难度增加、社会负面影响加大的特征。近期，在媒体中常见有伤害医师的事件发生。医患矛盾的产生是非常复杂的现象，既有社会原因，也有医患双方的问题。一方面，是患者素质不高的问题。孙思邈在《千金要方·诊候第四》中引用了《史记》的话，"病有六不治：骄恣不论于理，一不治也。轻身重财，二不治也。衣食不能适，三不治也。阴阳并，脏气不定，四不治也。形羸不能服药，五不治也。信巫不信医，六不治也。"在现实生活中，确有一些骄横不讲理的患者，甚至有殴打、伤害医师的人，对这些"医闹"应采用法律手段给予惩处。但这类人毕竟还是少数。在医患关系中，医师是施治者，患者是求助者，医师处于主导地位，医师对待患者的态度、诊治能力、沟通水平关系医患关系是否和谐。另一方面，是医师缺乏同情心，接待病人不热情，解释病情不耐心，出言不逊，态度不好造成的；或者是沟通不够，由误解、误会造成的；或者是医师医疗技术差，出现误诊、差错，给患者造成了伤害。

总之，一个医德、医风、医术好的医师是少有医患纠纷的。只要医师站在患者的角度去考虑问题，帮助患者解决病痛，即使有时疗效不明显，患者还是能体谅的。因此，医师的职业操守、态度、风范，决定了医师是否称职，决定了医患关系是否和谐。

　　孙思邈在《千金要方·大医精诚第二》中有一段话专门论述了大医之体："夫大医之体①，欲得澄神内视②，望之俨然③。宽裕汪汪④，不皎不昧⑤。省病诊疾，至意深心。详察形候，纤毫勿失。处判针药，无得参差。虽曰病宜速救，要须临事不惑。唯当审谛⑥覃思⑦，不得于性命之上，率而⑧自逞俊快⑨，邀射⑩名誉，甚不仁矣。又到病家，纵绮罗⑪满目，勿左右顾眄⑫；丝竹凑耳，无得似有所娱；珍馐迭⑬荐⑭，食如无味；醽醁⑮兼陈，看有若无。所以尔者，夫一

---

① 体：风度。
② 内视：谓不视外物，排除杂念。
③ 俨然：庄重貌。
④ 汪汪：水宽广貌，此喻心胸宽阔。
⑤ 不皎不昧：谓不亢不卑。
⑥ 审谛：仔细观察。
⑦ 覃思：深思。
⑧ 率而：轻率。
⑨ 俊快：洒脱迅捷。
⑩ 邀射：谋取。
⑪ 绮罗：指穿着绮罗的人，为贵妇、美女的代称。
⑫ 顾眄：斜视。
⑬ 迭：交替。
⑭ 荐：进献。
⑮ 醽醁（líng lù）：美酒名。

人向隅①，满堂不乐，而况病人苦楚，不离斯须，而医者安然欢娱，傲然自得，兹乃人神之所共耻，至人②之所不为，斯盖医之本意也。"

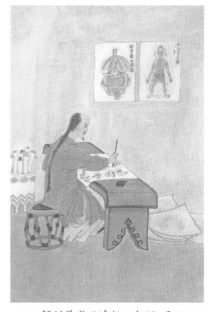

解剖学家王清任　赵珊　画

这段话的意思是说：一个德艺兼优的医师风度，应能使思想纯净，知我内省，目不旁视，看上去很庄重的样子，气度宽宏，堂堂正正，不卑不亢。诊察疾病，专心致志，详细了解病症脉候，一丝一毫不得有误。处方用针，不能有差错。虽然说对疾病应当迅速救治，但更为重要的是临诊不惑乱，并应当周详仔细，深入思考，不能

---

① 隅，角落。
② 至人：古代之思想道德达到极高境界的人。（《黄帝内经》把高人由高到低分为真、至、圣、贤四个等级。）

在人命关天的大事上，轻率地炫耀自己才能出众，洒脱迅捷，猎取名誉，这样做就太不仁德了！还有到了病人家里，纵使满目都是华丽的铺设，也不要左顾右盼，东张西望，琴瑟箫管之声充斥耳边，不能为之分心而有所喜乐；美味佳肴，轮流进献，吃起来也像没有味道一样；各种美酒一并陈设出来，看了就像没看见一样。这样做的原因是因为只要有一个人悲痛，满屋子的人都会不快乐，更何况病人的痛苦，一刻也没有离身。如果医师安心无虑地高兴娱乐，傲慢又洋洋自得，这是人神都认为可耻的行为、道德高尚的人所不做的事。

孙思邈在这里讲到大医之体，是指大医的思想境界在态度、情感中的体现，在言谈举止中的表现，包括真诚友善，心地清净，不图功名利禄，专心致志，纤毫不差，诊治精准，不图美味佳酿，更不图欢娱，做到庄重、慎重。具体来说，应该做到如下几个方面。

一、真诚的心意

孙思邈认为，大医必须做到的两个字是"精"和

"诚"。"精"，指的是医者要有精湛的医术，"博极医源，精勤不倦"。"诚"是一种态度和情感，要诚心诚意。

《说文解字》中解释："诚，信也。"诚从"言"从"成"。"言"指言语；"成"指壮丁扛戈，已长大成人。《增韵》有言："诚，无伪也，真也，实也。"本义为真心诚意，如诚心诚意、以诚待人、开诚布公、著诚去伪、以诚待人等。

"诚其意"是儒家提升个人修为的重要方面。《大学》指出："所谓诚其意者，毋自欺也。如恶恶臭，如好好色，此之谓自谦。……故君子必诚其意。"也就是说：所谓使意念真诚的意思是不要自己欺骗自己。要像厌恶腐臭的气味一样，要像喜爱美丽的女人一样，一切都发自内心……品德高尚的人一定要使自己的意念真诚。

真心诚意，首先是真，是无欺。作为医师，心诚就是不骗人，不自欺，真实无妄，忠于本心，要有"知之为知之，不知为不知"的诚实态度。其实，许多疾病至今我们仍然未找到病因，比如新冠病毒，我们到现在仍然不清楚它来自何方和有效的治疗方法。

医师对待疾病，必须抱着诚实的态度，不懂时要向行家请教，不能不懂装懂，更不能乱用药。

北宋一个叫李防御的人，做了皇宫的医官。正值宋徽宗皇帝的爱妃得了咳嗽病，咳嗽不停，夜不能寐，脸肿如盘，皇帝心急、忧虑，请李防御诊病施药。李防御多次用药不见效果，皇帝便下令限其三天必须把妃子的病治好，否则便处以杀头之罪。

李防御听了心中惶恐害怕，因为他医术已经用尽，束手无策，回到家里与妻子抱头痛哭，商量后事。忽然听到门外有人喊道："咳嗽药一文一付，吃了当夜就好。"李防御听了心中一喜，连忙买了十付。他担心药性有毒，服用后引起不良反应，便自己先行试服。他把三付药合在一起，试服后没有不舒服，这才把药带进宫中给妃子服用。妃子服药后，当夜咳嗽就停止了，第二天脸上的水肿也消失了。李防御虽然侥幸治愈了皇妃的病，但又想如果皇上索要药方，自己必然拿不出来，难免死罪。于是，他到处寻访卖药的人，终于找到卖药人，请到家中，酒肉相待，许以百金，恳请将其药方传授于他。卖药人惊讶地说："一文钱的药，怎么值百金呢？处方只是单方，蛤粉一种，新瓦上烧红待冷，研末，挑上一点青黛，就配制成了。"李防御又问药方来源，卖药人说："我在青年时入伍当兵，偶得这一个药方，如今年老体弱，以卖药为生，以度晚年。"

原来李防御用的这一味药是民间偏方，以蛤壳烧红研末后加青黛，名曰青蛤散，是治疗"肝咳"的有效药物。肝咳的病状，咳则连连不断，甚至耳红目赤，伴有肋痛。这种咳嗽，其本在肝，其标在肺，治肺无益，治肝立竿见影。李防御诚心访药，以身试药，诚心求教，终于得到偏方，救人于危难。

明代医学家李梴说："医司人命，非质实而无伪，性静而有恒。"又说："论方用药潦草而不精详者，欺也；病愈后而希望贪求，不脱市井风味者，欺也。"可见，真诚表现了质实、性静、认真、细致、无求上。

真心诚意，要善于换位思考，处处为病人着想。这就是与人为善，要求医师待患者"胞以为怀"，"视人之子，犹己之子"，"视人之病，犹己之病"，多方面考虑患者的身体状况、经济状态和心理承受能力，千方百计地减轻患者的负担。

真心诚意，要心静。孙思邈讲的"澄神内视"，是指必须保持一颗清净、清静的心。正如水一样，只有净、静，水才会清。只有思想纯净，才能心无旁骛，才能专心致志，诊疗精准。特别是诊脉辨证，如果心不静，必然不能聚精会神，准确地做出判断。大医胸怀宽广，不图蝇头小利，不图虚名，一心治病救人。国医大师葛琳仪说："善，是医师的初心。"她把名望、利禄看得很轻，低调处事，对待各种荣誉，总是敬而远之，把机会让给别人，把荣誉归功于医院和团队。

血液病专家王振义带领团队奋斗8年，创立了白血病治疗的"上海方案"，获得了2010年度国家最高科学技术奖。为了救更多的人，他并未申请专利，一盒药仅售290元且已纳入医保。他说："留给后世一个名字有什么用，要留就留实实在在的贡献。"

二、严谨的作风

人体是一个精密的、复杂的机体。俗话说："差之毫厘，谬以千里。"一个小小的差错，小则失效，大则给病人造成损害。为此，必须谨慎、细心。

孙思邈在《千金要方·大医精诚第二》中说："今病有内同而外异，亦有内异而外同，故五脏六腑之盈虚，血脉荣卫之通塞，固非耳目之所察，必先诊候以审之。"他在《千金要方·治病略例第三》中说："一医处方，不得使别医和合，脱或私加毒药，令人增疾，渐以致困。如此者非一，特须慎之，宁可不服其药，以任天真，不得使愚医相嫉，贼人性命，甚可哀伤。"中医的诊治，望、闻、问、切都要熟练而敏锐，辨证精准，追根溯源，辨清病变的性质、部位，处方要方证相符，因证选。中医治病方法众多，有药物、针灸、导引、食疗等，药物治疗又有内治、外治之分，有汤、散、丸、膏、丹、酒等多种剂型形式，不同方法的作用形式、起效时间、药效持续时间等均有所不同。同一个人，同一种病，病因也有差异，为此，临证应仔细考虑患者就诊时的体质状态、病情轻重、病程长短、临床表现、生活环境等。只有辨证施治，才能取得疗效。这就必须有谨慎严谨的态度，细心地诊治。如川牛膝与怀牛膝虽然都是牛膝，但药性却截然不同。另如薄荷和肉桂一般都是"后下"的，如果不交代清楚，药物功效全无。为此，行医要"胆大心细"，辨症、精准、严谨。唐代名医淳于意说："医者，必审诊，起度量，立规矩，称权衡，合色脉，辨表里，有余不足，顺逆之法，参其动静，与息相应，乃可以论。"他强调诊病必须审慎行事，诸诊合参，才能精准辨症，防止出现差错。南朝名医姚僧垣准确用大黄治病就是一个例子。

梁武帝因病发热，寝食不安，朝中群臣竞相献方，梁武帝听从御医诊断，欲服大黄以泻热。当时，名医姚僧垣也参加会诊，他诊脉辨症后，力主不可。因为大黄苦寒，性次降，力猛善行，直达下焦，善荡涤肠胃实性积滞而通利水谷，如斩关夺门之势，固有将军之号。姚僧垣说："至尊年已八十，脏腑皆虚，虽有积热，不能轻用峻泻之药，恐伤正气。"梁武帝自恃知医，不以为然。姚僧垣劝谏说："至尊岂不闻当朝名士——'山中宰相'陶弘景说，'大黄，将军之号，当取其峻快也。'依臣之见，至尊之疾，只宜缓图，万万不可轻投峻下之剂。"武帝不悦，诏令退下。当天夜里，姚僧垣被急召入宫救驾。原来，梁武帝服用大黄后，热势不仅不退，反致昏瞀，心悸气

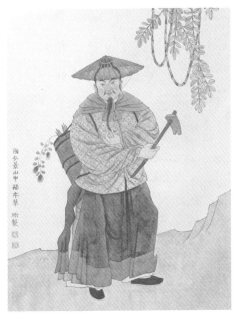

陶弘景山中采本草　赵珊　画

短。姚僧垣即以温和之法，取平补之药，敛苦寒所伤之阳气，连进数剂，得以逐渐康复。

由此可见，姚僧垣辨症准确，用药精准，故能疗治。

中国科学院院士、病理学家刘彤华，65年来辛勤耕耘在病理学的第一线，对疑难病症的诊断准确率极高，尤其对淋巴结、消化道、内分泌等疾病诊断造诣

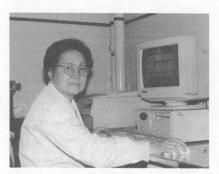

中国科学院院士、病理学家刘彤华

精深，她的诊断被誉为"全国病理诊断的金标准"。

刘彤华说："在病理诊断中，凡没有百分百把握的，决不轻易下结论。"她签发的任何一个病理报告都有明确的诊断，体现出干练、精准、坚定、果敢的"刘氏"风格。

从事病理研究60余年，经刘彤华之手阅过的片子、签发的报告多达30万份，极少发生差错。

20世纪90年代，一份辗转北京数家大医院均不能得到确诊的病理切片被送到刘彤华手中。会诊之后，经仔细阅片，她写下了"颈部淋巴结转移性鳞癌"的诊断。可在接下来的全面体检中，临床医生始终找不到病人的原发肿瘤病灶。病人和临床医生都对转移瘤的诊断心存疑惑，再度请来刘彤华重新阅片。第二次阅片的结论没变，但刘彤华补写了"建议查口腔"5个字。最后，口腔大夫在病人的牙龈处发现了一个很不起眼的原发肿瘤病灶。

刘彤华精准的诊断，不但体现了她高超的水平，还体现了她严谨的作风和高度的责任心。

中国现代胃肠病学创始人张孝骞，在20世纪50年代，就建立了中国第一个消化专科。直到89岁，他依旧拄着拐杖去诊治病人。他说："病人把生命交给了我们，我们怎能不如临深渊，如履薄冰。"

三、敬业的操守

医师诊疗必须心无旁骛。只有敬业，才能专业，才能精准诊病，方药对症。

孙思邈在《千金要方·大医精诚第二》中，要求医师诊病要内心宁静，专心致志，不图享乐。患者有求于医者，为了得到医师用心的诊治，往往会曲意逢迎，热情招待，富裕之家甚至摆上美酒佳肴，医者要节制口腹之欲，不能酒足饭饱之后再去诊病。大凡有病人之家庭，往往忧愁满腹，如在享受美食、娱乐之后再去诊病，更不可取。为此，医师专注于治病，要防止"五官"之欲分散其注意力，不要让患者觉得心不在焉。一旦患者觉得医师不专注，就会动摇其对医师的信任，其开出的药方的药效也会大打折扣。其实，选择医师这个职业，就选择了寂寞，选择了清净，这也正是医师可贵的地方。

"敬业"体现为一丝不苟。北宋理学家程颐说："所谓敬者，主一之谓敬；所谓一者，无适之谓一。"敬业就是对所从事的职业一心一意、一丝不苟、认真负责。

敬业，首先表现为乐业，就是对自己所从事的职业的热爱，把工作作为最大的快乐。一个人只有热爱自己所从事的事业，才会全身心地投入，去学习、去钻研，才能充满热情。医师把治病救人作为崇高的事业，作为自己的天职，具有使命感、责任感和光荣感，因此不怕劳累，不怕脏污，不怕困难，虽苦犹乐，把病人的康复作为最大的快乐和追求。

敬业，其次表现为要精业。孙思邈讲"大医精诚"是由医道所决定的。医疗面对的是人这个复杂的肌体，易懂难精。孙思邈说："唯用心精微者，始可与言于兹矣。今以至精至微之事，求之于至粗至浅之思，其不殆哉！""故学者必须博极医源，精勤不倦。"孙思邈在这里强调医师必须有精业的职业态度，用心、用情、用力地去工作，精准施治，不能粗枝大叶，更不能有一丝一毫的马虎。

孙思邈在精业中，强调要"精思"，他在《千金要方·治病略例第三》中，引用张仲景的话说："凡欲和汤合药，针灸之法，宜应精思，必通十二经脉，辨三百六十孔穴荣卫气行，知病所在，宜治之法，不可不通。"医师在诊病时，一定要找到病源，善于治本。精准施药，其实就是找到主要矛盾，抓住了根本，其他问题也就迎刃而解。

敬业，还表现为专业。就是对医学的专注，医术高明，在医学领域有独特的技能，达到精通的水平，能够成为独立的门派，能够手到病除。

我国传统正骨四大流派之一的郭春园可以说是一个敬业的典型。

郭春园，从医60多年来，热爱医学，坚守着"生命无价，病人利益高于一切"的原则，看病只看病情，不看背景。为了满足更多病人想挂他的门诊号的愿望，他总是提前1小时开诊，到晚上八九点钟才结束。一次，一名小伙子因车祸左腿粉碎性骨折，辗转了好几家医院都建议他截肢。最后，小伙子来到郭春

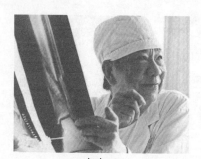

郭春园

园所在的医院，郭春园亲自接诊治疗，先为他敷上祖传的三七散活血消肿，再进行断骨手术复位，终于保住了患者的左腿。

还有一次，青年张某在深圳遭遇车祸，被撞成右胫腓骨开放性骨折，经郭春园精心治疗后，伤口13天就愈合了。张某的家人拉着郭春园的手说："我们全家该怎样报答你的救命之恩啊！"60多年来，郭春园用精湛的医术，创下了一个又一个起死回生的奇迹，用博大的爱心赢得了许多患者的信任和赞誉。

2002年，郭春园又做出了一个惊人之举，他违背"平乐郭氏医术，不得乱传外人的'家训'"，不要任何专利，不要一分钱提成，将13种祖传秘方、验方的专利权全部捐献给国家。他说："秘方藏在抽屉里只能是文物，只有捐出来，让更多的医生掌握，挽救更多的生命，那才是真正的财富。"平乐医院院长黄明臣接过献方时手都在颤抖："这是郭家几代人的心血，更是老院长那颗金子般的心啊！"

四、友善的态度

孙思邈在《千金要方·大医精诚第二》中要求对待病人"皆如至亲之想"，其态度是和蔼的、平和的、友好的，也是有礼的。医师对患者的态度可以增强患者战胜疾病的信心。医师给患者以抚慰、关怀，有温暖而不冷漠，是人的同情心、怜悯心的自然流露。现代临床医学之父威廉·奥斯勒说："行医，是一种以科学为基础的艺术。它是一种专业，而非一种交易；它是一种使命，而非一种行业；从本质上来讲，医学是一种使命、一种社会使命、一种人性和情感的表达。"

西方医学奠基人希波克拉底说过，医生有三件法宝：第一是语言，第二是药物，第三是手术刀。医生的角色不能简单地被概括为"诊疗机器"。医生对待患者要热情、认真、细致、周到，要让患者感受到温暖、温情和温度，感受到安全、亲切和舒适。那么，什么是友善的态度呢？

第一，不要以戏谑和高傲的态度对待患者。孙思邈在《千金要方·大医精诚第二》中说："夫为医之法，不得多语调笑，谈谑喧哗，道说是非，议论人物，炫耀声名，訾毁诸医，自矜己德。偶然治瘥一病，则昂头戴面，而有自许之貌，谓天下无双，此医人之膏肓也。"

这段话的意思是说：做医师的准则，应该是慎于言辞，不能随意跟别人开玩笑，大声喧哗，谈说别人的短处，炫耀自己的名声，诽谤攻击其他医师，借以夸耀自己的功德。偶然治好了一个病人，就昂头仰面，而有自我赞许的样子，认为自己天下无双，这些都是医师不可救药的坏毛病。

作为患者得了病，往往有害怕、担忧和多疑的心理。因此医师不宜随意开玩笑，更不能为了显示自己医术的高明，夸大患者的病情，加大患者的心理负担，特别是有些人得了癌症，不知道则可，一旦知道了，很快精神就崩溃了，这不是病死，而是吓死。可见，患者的恐惧心理比疾病本身更可怕，心灵的安抚与开处方同样重要。《黄帝内经》说："百病皆生于气。"闷气、怨气、怒气，这种心病都会引发生理的疾病。现代科学已经表明，好的心情、乐观的心态可以激发人体的免疫力来对抗疾病，而患者的情绪直接影响到药物的疗效。因此，一个医师治病，既要治身，又要治心。

第二，**要耐心地倾听**。耐心地倾听，表现医师认真负责的态度，可以取得患者的信任。可惜，现在的名医每天日诊量很大，没有时间听取患者的诉说。往往是病人排队几个小时，换来5分钟的问诊。作为患者担心是否搞清楚了病情，为此，医师要耐心地与患者进行交流，要不厌其烦地听取患者的诉说，从中找到病根，精准辨症和处方。现在的医师诊病大多对病人问得不详细，其实有些病的根源在病之外，与生活方式有很大的关系，不恰当的生活方式是致病的原因，往往改变了生活方式，身体就痊愈了，这正是治本之策。

第三，**要给患者以宽慰、抚慰**。医师的一句问候、一句安慰胜于一剂良药。一些看似无用的寒暄，却拉近了医患的距离。医师要用好的态度对待患者，微笑的表情和轻松的语言足以减轻患者的压力。作为病人，遭受疾病的折磨，大多会有焦虑、不安、恐惧，为此，必须给予抚慰。美国有一位医师叫特鲁多，他的墓志铭是：To Cure Sometimes, To Relieve

Ofter, To Comfort Always.（有时去治愈，常常去帮助，总是去安慰。）

特鲁多（1833—1915年），1833年出生于纽约市的一个医药世家，20岁进入哥伦比亚大学深造。1873年，他被确诊患了肺结核。那时，肺结核属于不治之症，医学界对肺结核尚无有效的治疗手段。不得已，特鲁多饱含无奈与悲戚，只身来到荒凉的萨拉纳克湖畔，等待着死神的到来。一段日子过后，他惊奇地发现自己不但没有死掉，身体反而在日益好转，体力也有了很大的恢复。他康复返校后，通过一步步的努力，获得了博士学位，取得了行医资格。

就这样，特鲁多开始了行医生涯。奇怪的是，每当他在城里住得久了，结核病就会复发。然而，一旦回到萨拉纳克湖畔生活一段时间，他又会恢复体力和心情。1882年，特鲁多干脆将全家迁居到萨拉纳克湖畔，并用朋友捐赠的资金，创建了美国第一家专门的结核病疗养院，通过在空气新鲜的自然环境里的静养、细致周到的照料以及辅助药物来治疗结核病。随后，他建立了美国第一个肺结核研究实验室，并成为美国第一个分离出结核杆菌的人。1915年，特鲁多终因结核病而去世，他被葬在萨拉纳克湖畔。墓碑上"有时去治愈，常常去帮助，总是去安慰"就是他一辈子行医生涯的总结。一百多年来，世界各地一批又一批的医师怀着朝圣之心来到这里，瞻仰这位医学同行，也期望在此寻找医学人文的踪迹。

特鲁多的故事告诉我们，医学是有局限性的，面对疾病，医师常常是无奈的，而帮助病人，温暖病人，给病人以关爱友善和良好感受是多么的重要。让病人和家属得到安慰，是医疗好的结果之一，也是医疗工作者应该追求的境界。

国医大师张磊认为"欲精医术，先端心术"，治病既要有慧眼，又要有善心。曾经有名患者数月高烧不退，生命垂危，张磊治疗后发现是"生闷气所致"，出言劝导，解开患者心结，怪病不日而愈。

几年前，一名女退休干部抑郁成疾，苦恼不已，家人也很担忧。得知病人曾喜欢书画，张磊诊断后在处方上附诗一首："雪里梅花雪后松，冷香高洁耐寒冬。一支画笔重挥洒，何计歪斜与淡浓。"嘱她揣诗于身边，郁闷时拿出看看。女退休干部照办，不久就重操画笔，投入到国画创作中，情绪逐日开朗，精神振奋。

这个"无药处方"，有时比"有药处方"更顶用。

国医大师邹燕勤对待病人如亲人，诊病轻声细语，耐心细致，既掌握病患信息，又宽慰病人情绪，有时还做医疗知识的普及。

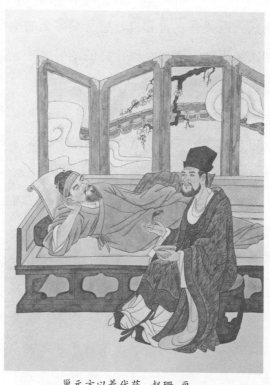

巢元方以养代药　赵珊　画

在邹燕勤看来，与病人交谈也是看病的一部分，哪怕短短几句话，也能对治病起到重要作用。

一方面，通过聊天沟通、答疑解惑能够安慰病人的情绪、放松患者的神经，一些慕名而来的患者，甚至半开玩笑地说："看到邹大师第一眼，病情就好了一半。"

另一方面，中医讲究系统性、整体性治疗，看起来是拉家常，实际上掌握了病患的饮食、睡眠、两便等信息，也好对症下药。此外，在病情的讲解问答中，借助深入浅出、通俗易懂的语言，给患者科普了养生知识、树立起健康的生活习惯。

从早上8点到中午12点，邹老看了17名患者，几乎没有时间喝水、上洗手间。但就算再忙碌、再疲劳，她也总是带着温和的微笑、淡定的表情，给人鼓励、教人乐观，告诉患者自己会与他们一起携手攻克疾病。对于初诊的患者，她总是问得格外耐心仔细，面对复诊的病人则像老友见面一样亲切随和。

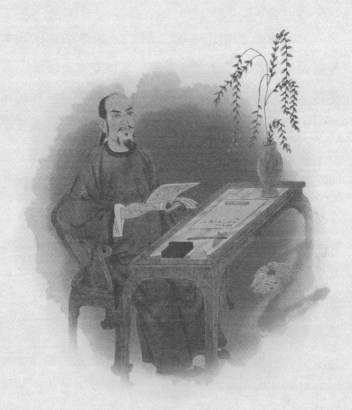

清代名医徐大椿　赵珊　画

第五讲 大医之术：精益求精

　　医者有"德"，但无"能"，这也是不合格的。"术"是实现医道、医德的重要途径。"诚"是精的前提，"精"是实现"诚"的途径，只有"精"与"诚"具备，才能有高超的医术，才能够妙手回春、药到病除，成为一个大医。为此，孙思邈强调既要"诚"又要"精"，亦即要求医者要有精湛的医术。他认为医道是"至精至微之事"，习医之人必须"博极医源，精勤不倦"。

　　孙思邈在《千金要方·大医精诚第二》中讲："张湛曰：夫经方之难精，由来尚矣。今病有内同而外异，亦有内异而外同，故五脏六腑之盈虚，血脉荣卫之通塞，固非耳目之所察，必先诊候以审之。而寸口关尺有浮沉弦紧之乱，腧穴流注有高下浅深之差，肌肤筋骨有厚薄刚柔之异，唯用心精微者，始可与言于兹矣。今以至精至微之事，求之于至粗至浅之思，岂不殆哉！若盈而益之，虚而损之，通而彻之，塞而壅之，寒而冷之，热而温之，是重加其疾而望其生，吾见其死矣。故医方卜筮，艺能之难精者也。既非神授，何以得其幽微？世有愚者，读方三年，便谓天下无病可治；及治病三年，乃知天下无方可用。故学者必须博极医源，精勤不倦，不得道听途说，而言医道已了，深自误哉。"

这段话说的是，晋代学者张湛说："经典的医方难以精通，由来已经很久了。"这是因为疾病有内在的病因相同而外在症状不同，和内在的病因不同而外在症状相同的缘故。因此，五脏六腑是充盈还是虚损，血脉营卫之气是畅通还是阻塞，本来就不是单凭人的耳朵、眼睛所能了解到的，一定要先诊脉来了解它。但寸关尺三部脉象有浮、沉、弦、紧的不同，腧穴气血的流通输注有高低浅深的差别，肌肤有厚薄、筋骨有强壮柔弱的区分，只有用心精细的人，才可以同他谈论这些道理。如果把极精细、极微妙的医学道理，用最粗略、最肤浅的思想去探求它，难道不是很危险吗？如果实证却用补法治它，虚证却用泻法治它，气血通利的却还要去疏通它，明明不顺畅却还要去阻塞它，寒证却给他用寒凉药，热证却给他用温热药，这些治疗方法是在加重病人的病情，你希望他能痊愈，我却看到他更加危重了。所以医方、占卜，是难以精通的技艺。既然不是神仙传授，凭什么能懂得那深奥微妙的道理呢？世上有些愚蠢的人，读了三年医方书，就夸口说天下没有什么病值得治疗；等到治了三年病，才知道天下没有现成的方子可以用。所以学医的人一定要广泛深入地探究医学原理，专心勤奋不懈怠，不能道听途说，一知半解，就说已经明白了医学原理。如果那样，就大大地害了自己呀！

唐代名医皇甫谧说："夫受先人之体，有八尺之躯，而不知医事，此所谓游魂耳，若不精通于医道，虽有忠孝之心，仁慈之性，君父危困，赤子涂地，无以济之，此固圣人所以精思极论，尽其理也，由此言之，焉可忽乎？"皇甫谧强调医师不但要有慈爱之心，还要精通医道，有高超的医术，才能救人于危难之中。

孙思邈在这里对医术的精益求精，提出了如下的要求：

一、要通晓医学典籍，精通医理

孙思邈说："凡欲为大医，必须谙《素问》、《甲乙》、《黄帝针经》、明堂流注、十二经脉、三部九候、五脏六腑、表里孔穴、本草药对，张仲景、王叔和、阮河南、范东阳、张苗、靳邵诸部经方。"

这里首先要求医师要通读医学经典。第一部是《黄帝内经》，这是我国最早的中医理论著作，相传为黄帝所作。《黄帝内经》以人与自然统一观、阴阳学说、五行说、脏腑经络学为主线，论述了摄生、脏腑、经络、病因、病机、治愈、药物以及养生防病等各个方面的关系。《黄帝内经》有"素问""灵枢"各八十一篇。

第二部是《甲乙经》，是指皇甫谧的《黄帝针灸甲乙经》，这是我国第一

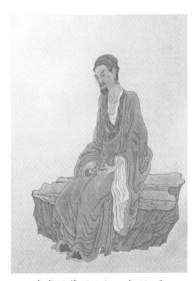

皇甫谧著甲乙经　赵珊　画

部针灸学的专著，在针灸学史上有很高的学术地位。40岁那年，皇甫谧因中风而半身不遂，耳朵也聋了，54岁时又因误服寒食散生了一场大病。疾病带来的痛苦使他认识到能解除病者痛苦的医师的伟大与可贵，因此他开始发愤研习医学，对各家所有的医学典著都仔细研读过。他也立志要完成许多著作，包括在医学方面的针灸术。

由于参考书奇缺，这给皇甫谧的编撰工作带来了很大困难。然而，皇甫谧没有在困难面前低头，他设法借来了需要的医书，经穷搜博采，获得了大量的资料。他把古代著名的三部医学著作，即《素问》《针经》《明堂孔穴针灸治要》纂集起来，加以综合比较，"删其浮辞，除其重复，论其精要"，并结合自己的临证经验，终于写出了一部为后世针灸学树立了规范的巨著——《黄帝针灸甲乙经》，也称《针灸甲乙经》，简称《甲乙经》。这是我国现存最早的一部理论联系实际、有重大价值的针灸学专著。皇甫谧被人们称作"中医针灸学之祖"，而其撰写的《甲乙经》一向被列为学医必读的中医典籍。

其次，要懂得诊病的方法，学懂《明堂流注》

《十二经脉》《三部九候》等。

在精读经学典籍的同时，还要熟记背诵中医先贤的经方。孙思邈列举了如下几个名医。

一是张仲景。张仲景（150—219年），名机，南阳郡涅阳（今河南省南阳市）人，被后人尊称为"医圣"，所著《伤寒杂病论》是我国最早的理论联系实际的临床诊疗专书。它系统地分析了伤寒的原因、症状、发展阶段和处理方法，创造性地确立了对伤寒病的"六经分类"的辨证施治原则，奠定了理、法、方、药的理论基础。它的影响远远超出了

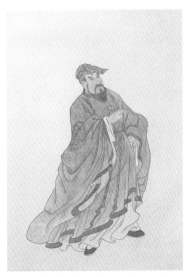

太守张仲景医苍生　赵珊　画

国界，对亚洲各国，如日本、朝鲜、越南、蒙古等国的影响很大。

相传张仲景50岁左右，曾在长沙做太守。当时，他还时刻不忘自己的临床实践，时刻不忘救治人民的疾苦。但他毕竟是个大官，在封建时代，做官的不能入民宅，也不能随便接近普通老百姓。这怎么办呢？他想出一个办法，择定每月初一和十五两天，大开衙门，不问政事，让有病的群众进来。他堂堂正正地坐在大堂之上，挨个仔细给群众治病。时间久了，形成惯例。每逢初一、十五的日子，他的衙门前就聚集了许多来自各方的病人等候看病。为纪念张仲景，后来人们就把坐在药铺里给病人看病的医师，通称"坐堂"，那医师就叫"坐堂医师"。

张仲景立志做一个能解脱人民疾苦的医生，"上以疗君亲之疾，下以救贫贱之厄，中以保身长全，以养其生"。（《伤寒论》自序）

经过几十年的奋斗，张仲景收集了大量资料，包括他个人在临床实践中的经验，写出了《伤寒杂病论》十六卷（又名《伤寒卒病论》）。这部著作在公元205年左右写成而"大行于世"，到了晋代，名医

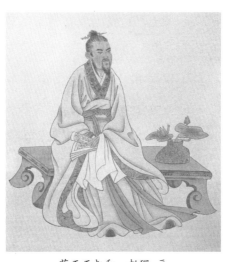

药王王叔和　赵珊 画

王叔和加以整理。到了宋代，才渐分为《伤寒论》和《金匮要略》二书。《金匮要略》就是该书的杂病部分。

"进则救世，退则救民；不能为良相，亦当为良医"是张仲景的名言。

二是王叔和。王叔和（210—265年），晋代医学家，名熙，以字行，高平（今山西高平，一说山东济宁）人。他学识渊博，为人诚实，做了当时的太医令。在中医学发展史上，他做出了两大重要贡献，一是整理了张仲景的《伤寒杂病论》，二是著述《脉经》。其中，《脉经》是我国现存最早的脉学专书，对古代的脉学影响甚大。

王叔和生于医学世家，到他父亲这一代已在当地很有名气。王叔和自小随父亲行医采药，走遍了华山、秦山、太行山等地区，积累了丰富的药理经验，而且精通经史子集。

东汉末年，社会黑暗腐败，军阀混战，人民颠沛流离，处于连年战争的灾难之中，王叔和的家族在战乱中多次迁移。约公元190年，他跟随族人从洛阳迁往荆州，投奔刘表。当时，东汉著名的医学家张仲景，正家居荆州所属的南阳。张仲景精通医道，远近闻名。王叔和自幼立志学医，自然倾慕张仲景的高超医术，所以一到荆州，便亲往南阳拜师求学。在张仲景的教诲下，王叔和刻苦钻研各种医学知识，四处行医治病，认真摸索实践，很快便以"学识渊博，洞识修养之道"著称，成为当时的名医。他撰写的《脉经》把脉象分成24种，即浮、芤、洪、滑、数、促、弦、紧、沉、伏、革、实、微、涩、细、软、弱、虚、散、缓、迟、结、代、动，集脉学之大成，是中医"四诊"中"切"的主要方法。

公元220年魏国建立后，曹操重视起用各种人才，王叔和便以其高超的医术，当上了曹魏的"太医令"，专为宫廷和朝中士大夫诊脉看病。由于他精通药理，进京3年后在一次药理竞技中夺魁，被赐"药王"称号。

另还有阮河南、范东阳、张苗、靳邵等人的经方。

二、要精通望、闻、问、切"四诊"

《黄帝内经·素问》指出："夫道者，上知天文，下知地理，中知人事，可以长久，此之谓也。"孙思邈说："须妙解阴阳禄命、诸家相法，及灼龟五兆、《周易》六壬，并须精熟。"也许有人认为这是迷信，其实这是中医"望、闻、问、切"中的"望"诊。"医"本来自于"巫"，古代医、巫原本是一家的，后来才分出来。首先，中医认为人的先天体质与生辰八字和成长地是密切相关的。人出生于春、夏、秋、冬以及白天、黑夜，对人的体质是有影响的。生于春天的人可能会湿，夏天的会热，秋天的会燥，冬天的会寒；生于白天的阳气较足，生于夜里的阳气会不足。

南方人与北方人的体质也不一样，毕竟一方水土养一方人。南方人多湿热、多湿病。北方人多干燥、多寒症。孙思邈在《千金要方·治病略例第三》说："凡用药，皆随土地所宜。江南岭表，其地暑湿，其人肌肤薄脆，腠理开疏，用药轻省；关中河北，土地干燥，其人皮肤坚硬，腠理闭塞，用药重复。"

孙思邈把医师分为三等："古者上医相色，色脉与形不得相失，黑乘赤者死，赤乘青者生。中医听声，声合五音，火闻水声，烦闷干惊，木闻金声，恐畏相刑。脾者土也，生育万物，回助四旁，善者不见，死则归之。""下医诊脉，知病之由，流转移动，四时逆顺，相害相生，审知脏腑之微，此乃为妙也。"医师要精通医术，专业水平高超，通过色诊、声诊、脉诊而准确地判断疾病的病根，开出合适的处方。一个人的声色形，是一个人内在的精气神的反映。孙思邈讲诊病要注意"九候"："上部天，两额动脉，主头角之气也；上部地，两颊动脉，主口齿之气也；上部人，耳前动脉，主耳目之气也。中部天，手太阴，肺之气也；中部地，手阳明，胸中之气也；中部人，手少阴，心之气也。下部天，足厥阴，肝之气也；下部地，足少阴，肾之气也；下部人，足太阴，脾之气也。合为九候。"人的这些部位的气色，是人的健康状况的反映。中医的望、闻、问、切"四诊法"，"望"是居首的。人的五官反映了五脏的状况，五脏的病变往往通过五官表现出米。为此，察言观色，听声辨症是诊病之法。学医的人要旁通天文、地理、气象、历法等知识。

中国古代医学家扁鹊首倡望、闻、问、切"四诊法"，他尤其擅长望诊法。《史记·扁鹊仓公列传》曾经记载扁鹊诊病的一个故事：

有一次，扁鹊到齐国，齐桓公把他当贵客来接待。扁鹊拜见齐桓公之后，对他说："您有病，在皮内之间，不治疗将会加重。"齐桓公觉得自己身上没有病痛，说："寡人没病。"扁鹊出去后，齐桓公对身边的人说："扁鹊喜欢钱财，竟然想通过吓诈来争取功利。"五天后，扁鹊又拜见齐桓公，说："您有病，已深入血脉之中，不及时治疗恐怕会加重。"齐桓公不高兴地说："寡人没病。"五天后，扁鹊又去拜见恒公，说："您有病，在肠胃之中，再不治会加重病情。" 齐桓公不做回应，懒得搭理。五天后，扁鹊又去拜见齐桓公，一见齐桓公掉头就跑了。齐桓公派人询问其缘故，扁鹊说："疾病处在皮肉之间的时候，汤药、热敷就能治愈；处在血脉之中的时候，针刺能够治愈；如果处在肠胃之中，酒剂才能治愈；如果进入到骨髓，即使是掌管生命的神仙也不能

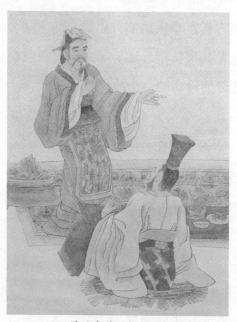

神医扁鹊　赵珊　画

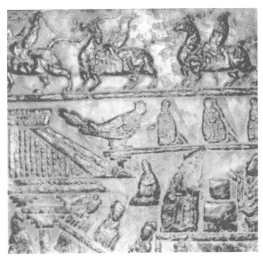

神医扁鹊画像石

救治他了。如今齐桓公的病已深入骨髓，我已经无能为力了。"五天后，齐桓公病重，派人去请扁鹊，扁鹊已经逃走了。不久，齐桓公病死了。

人的身体状况会从人的气色中得到反映，"五官"与"五脏"之间有内在的联系，这是中医诊疗中常见的色诊。扁鹊医术高明，"望"的水平很高。

望诊，主要是运用视觉观察病人的神、色、形、态和舌象的异常变化，判断疾病性质和部位的诊断方法。"视其外应，以知其内脏，则知所病矣"就是说，观察病人的外部反应，便可以得知相关内脏的情况，以了解病情。

闻诊，主要是闻声音、闻气味，从病人的语言、呼吸、咳嗽、肠鸣等声音中了解病况。《黄帝内经》提出了五声应五脏的理论，即肝"在声为呼"，心"在声为笑"，脾"在声为歌"，肺"在声为哭"，肾"在声为呻"，从声音中可以推测疾病的虚实。

问诊，主要询问病人发病的时间、原因、症状、病史乃至生活经历、饮食嗜好、劳逸起居等。

切诊，主要是运用手指对病人体表进行触、摸、按压，从而获得诊断的信息，包括脉诊和按诊。今天，医师诊断主要是脉诊。脉反映了一个人血气的运行状态，准确把脉大有学问。《黄帝内经》对脉象有详细的论述，一个合格的中医医师必须精通脉诊。

当然，这"四诊"法通常综合起来运用，这样才能得出正确的结论，准确地对症下药。

名医张仲景从8岁起，他的外公就开始教他读《孔子》《孟子》等书。他性情温和、好学不倦，10多岁时已读遍了《论语》《孟子》《大学》《中庸》《春秋》等多种书籍，掌握了许多天文学、历史学等方面的知识。他还在外公的指导下读了不少有关医学的书。他尤其敬慕扁鹊善看人的气色来诊断疾病的高超医术。但凡扁鹊的书如《扁鹊内经》《扁鹊外经》《难经》等，他都找来认真阅读。

张仲景经常到伯父张伯祖家去看他如何给病人看病，仔细揣摩望、闻、问、切的含义。有一次，张伯祖有意给仲景出了道题："仲景，你勤奋聪明，为何不求到朝廷做官，而选择学医之举？"仲景回答说："做官要为民做主，为医亦是救民于水火。今朝中宦官专权，忠良受贬，侄儿做官或为虎作伥，或庸俗一身，哪如操伯父之业救人民于病苦！"从此，他拜伯父为师。张伯祖不但教给他《黄帝内经》《神农本草

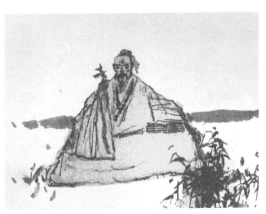

仲景尝草图　旺晓曙　画

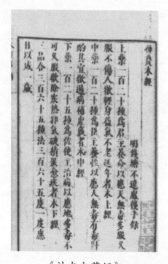

《神农本草经》

经》《脉书上下经》《五色诊》等医学著作，还教他读了《淮南子》《吕氏春秋》《诗经》等书籍，以充分培养仲景的综合能力，开发他的聪明才智。张仲景更是在伯父的督促下，潜心攻读，刻苦钻研，成为一代名医。

中医除了"四诊"之外，还要通过其所属"虚、实、寒、热、表、里、阴、阳"之八纲辨症，或属脏、腑、经、络之脏腑经络辨症，或属气、血、营、卫之气血辨症，或属太阳、少阳、阳明、太阴、少阴、厥阴之六经辨症等，才能判断疾病的部位和性质，开出对症的方剂。

三、要博览群书，融会贯通

要成为一名大医，不仅要读懂医学经典，也要涉猎群书。这样才能由博至精、由精返约、厚积薄发。

人的生命是肉与灵、生理与心理的统一体，是一个微妙的系统，不但要有医学知识，而且要有心理学、社会学、文学、史学等方面的知识。为此，孙思邈在《千金要方·大医习业第一》中讲："若不读五经，不知有仁义之道；不读三史，不知有古今之事；不读诸子，睹事则不能默而识之；不读《内经》，则不知有慈悲喜舍之德；不读《庄》《老》，不能任真体运，则吉凶拘忌，触涂而生。至于五行休王，七耀天文，并须探赜。若能具而学之，则于医道无所滞碍，而尽善尽美者矣。"孙思邈在这里讲，学医不但要读医学经典，而且要读儒家的"四书五经"、道家的《道德经》，诸子百家和史学著作，包括了经、史、子、集四个方面。如今，许多学医的课程，人文的课程偏少，而研读古代经典就更少了。他们之中很少人读懂《易经》《论语》《道德经》等名著，造成了人文素养的缺失。

对于一个医师来说，除了具备丰富的专业知识、不断学习和掌握本学科技术的最新进展外，还必须涉猎诸如文学、艺术、伦理、法律、心理、社会、哲学、历史等人文社会科学的相关知识。一是要学点哲学。哲学可以提高我们的思维能力。医生用药如用兵，必须掌握对立统一的规律、量变到质变的规律、否定之否定规律，学会整体思维、系统思维、辩证思维等，这样才能灵活运用，有的放矢地治病。二是学点心理学。当今的医疗已经是生理—心理—社会一体化的模式，人的身心健康是互为因果、互相联系的，只有掌握一定的心理学知识，才能找到病因并很好地予以治疗。三是学点社会学。当今的许多疾病是由社会环境引起的，不懂社会学，同样不能给病人有效的治疗。此外，还要学点文学、艺术、法律。这是因为文学可以弥补医师人生经历之不足，增加对人与社会的体察；艺术可以激发医师的想象，使其产生和谐的心境，接受美的熏陶；法律为医师划出各种关系、语言和行为的界限。总之，要成为一个合格的中医师，必须具备文史哲的基础。

国医大师禤国维，从小生活在广州龙津东路，在很长一段时间内，那里是广州中医聚居的地方。在他楼上楼下、街坊邻里中有很多中医。在厚重的传统文化和浓郁的中医药氛围里耳濡目染，他幼小的心灵烙上了很深的中医印记，并立下宏愿要到大学学习中医。

1957年禤国维参加了高考，那时的大学招生录取率很低，而他喜欢的广州中医学院在那一年只招65人。经过一番刻苦学习，禤国维终于成为广州中医学院1957级学生，在中医药学习的道路上迈出了第一步。

毕业后，禤国维被分配到湖南中医学院第一附属医院，主要从事中医外科皮肤科教学、科研、临床工作。其实，刚毕业时禤国维就觉得自己更适合内科工作，但是组织上既已安排，应该服从大局。在工作期间，他一方面一丝不苟地干好临床工作；另一方面抓紧时间进行自学，精读中医四大经典以及《千金要方》、《外台秘要》、金元四大家、明清各时期著作等，为以后的工作奠定了坚实的基础。

禤国维心里永远装着病人。如果病人治疗效果不好，他会彻夜难眠，查找专业书籍，寻求最佳的治疗方案。禤国维常告诫弟子"医者必具仁道、仁义、仁人之心"，这其实也是禤国维的自勉。

四、要审问感悟，科学思维

要成为一个大医，一定要有哲学修养。医学是医人，人是一个大的循环系统，五脏六腑相辅相成。孙思邈说：熟读经方以后，还要"寻思妙理，留意钻研，始可与言医道矣"。中医讲究整体系统思维、辩证思维、共性思维、平衡思维，要善于标本兼治，扶正祛邪，要有"和合"思维。孙思邈在《千金要方·诊候第四》中说："经说：地水火风，和合成人。凡人火气不调，举身蒸热；风气不调，全身强直，诸毛孔闭塞；水气不调，身体浮肿，气满喘粗；土气不调，四肢不举，言无音声。""然愚医不思脉道，反治其病，使脏中五行共相克切，如火炽燃，重加其油，不可不慎。凡四气合德，四神安和"。中医的核心思维就是"中和""和合"，"虚则补之，实则泻之"，通过升浮沉降使人的五脏六腑达到"中和"的状态，这样，人的身体就可以达到健康的状况。

孙思邈认为用药如"调兵遣将"，要善于抓住主要矛盾，找到病根之所在，治本为先，标本兼治。他把中药分为"三个等级"："上药一百二十种为君，主养命以应天，无毒，多服久服不伤人，欲轻身益气不老延年者，本上经；中药一百二十种为臣，主养性以应人，无毒，有毒，斟酌其宜，欲遏病补虚羸者，本中经；下药一百二十种为佐使，主治病以应地，多毒，不可久服，欲除寒热邪气、破积聚、愈疾者，本下经。"君药是起主导作用的，扶正祛邪，无毒无害；臣药是起辅助作用的，与君药相互配伍；而佐使药则如打仗的士兵，冲锋在前，起到运化、行气的作用。因此必须合理搭配，才能发挥作用。孙思邈在《千金要方·用药第六》讲："凡药有君臣佐使，以相宣摄合和者，宜用一君、二臣、三佐、五使，又可一君、三臣、九佐使也。又有阴阳配合，子母兄弟，根茎花实，草石骨肉。"一般来说，一个处方大致有11味药。如今，许多医师开的处方不讲究"君臣佐使"，甚至出现"有相畏者，有相恶者，有相反者，有相杀者"。这种药方不但对人无益，而且造成伤害。我见过有的医师一张处方开了几十味药。这种大处方的药性混杂，药味厚重，加重了人的身体负担，既浪费了药材、金钱，又伤害了人的身体。因为"是药三分毒"，治病关键在于精准。我们只有运用辩证的思维，才能找到治病的科学方法。

国医大师吕景山说："临证如临阵，用药如用兵。对药就是发挥药物之间协同为用、互制其短、相互为用的特色，增强疗效，减少毒、副作用，达到特殊治疗效果的目的。"他讲了他的老师施今墨善于用药的故事，从中发现了中介药沟通寒热的理论。

有一次，北京六月天，吕景山门诊接诊到一个病人，前胸后背贴了两块羊皮，中间缠条腰带。说是胃疼，当时诊断是消化性溃疡、胃溃疡。从着装来看，这个病人肯定是寒证。寒证要用热药，吕景山根据温脾汤、附子理中汤开药三服。病人吃了，第二次来看，疼是照样疼，穿的衣服也是照样多。见状，吕景山改变了医法，"疼是经脉不通、血脉瘀滞，不通就要用通的办法"，开了三剂活血化瘀药。

正好这个时候，轮到他去施老家学习，他把病人的病情向施老汇报了一番，施老加了一味药——醋煅川军炭，即大黄，一钱半。病人服药后再来，不疼了。时隔多年，吕景山仍激动地说，"一剂热药里面加了很少的降药，就产生了不错的疗效，老医师高明就高明在这里。"

原来，病人出现了寒热格拒现象，由大黄充当中介药，才能引导热药直达病所，最终药到病除。这件事对吕景山触动很大："学了5年理论，道理都懂，但一实践就发现书本上学的不管用了。中医的好多学问书上没写，或者说书上没写的东西还有很多，需要大量总结传承。"

五、要虚心向学，戒骄戒躁

　　人的肌体精密、深奥，生命的机理奥妙无穷，医学博大精深，为此，精益求精源于虚心向学和勤于思考。孙思邈在《千金要方》中说："欲学者必须博极医源，精勤不倦。"又说不能"自矜己德，逞己之能"。历史上许多名医都是虚心向学的人，比如华佗。

　　有一次，一个病人来找华佗。他面色蜡黄，两眼凹陷，身形消瘦，看上去十分虚弱。华佗知道他得了黄疸，可是当时并没有有效治疗黄疸的方法，他也无能为力，只得无奈地送病人回去。巧合的是，半年之后，华佗在行医的时候又碰到了这个人，发现他的病情不但没有恶化，反而变得身体强壮、满面红润、毫无病态。华佗感到十分纳闷，问他："是哪位医师帮你治好的病？他可真是一位神医啊！"那人却说自己从没请人看过病，病是自己好的。华佗不太相信："竟有这样奇怪的事？那你一定是吃了什么药吧？"那人想了半天，忽然想起一件事："今年春天饥荒时家里没有粮食，我吃过一些野草。"华佗又惊又喜，连忙问他吃的是什么草，那人便带着华佗走到山坡上，指着一片绿茵茵的野草说："就是这个。"华佗一看，马上识得是青蒿，便采摘了一些，并给几个患有黄疸的病人吃了。可是接连试吃了几次，都没有明显的疗效，他有点失望。华佗再次找到之前那个病人，问他吃了多少天，对方回答一个月。华佗又问他吃的是几月生长的青蒿，那人说是三月的。华佗一听，猛然意识到阳春三月的时候百草发芽，也许三月的青蒿药力和药性是最好的。于是第二年春天一到，他便采摘了很多青蒿，然后给黄疸病人服用，果然吃一个好一个。

有一次，华佗经过一个山村，看到前面围着一大群人。走近一看，只见一个人醉醺醺的，还不时地手舞足蹈。一了解，原来这个人喝了用山茄子泡的药酒。"山茄子……"华佗望着笑得前俯后仰的醉汉，记下了药名。回到家，他翻遍药书，找到了有关这种草药的记载。可是药书上写得很简单，只说了它的本名叫"曼陀罗"。

　　华佗决心要找到它，进一步研究它。后来华佗在采药时找到了曼陀罗。

　　他按山民说的办法，用曼陀罗泡了酒。过了几天，华佗决定亲口尝一尝，亲身体验一下曼陀罗的功效。他抿了一口，味道很香；又抿一口，舌头以至整个口腔都发麻了；再抿一口，人昏昏沉沉的，不一会儿竟发出阵阵傻笑，手脚也不停地舞动着；最后，他

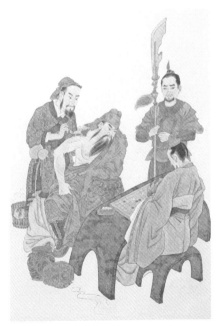

华佗刮骨疗伤　赵珊　画

失去了知觉，摔倒在地。一旁的人都吓坏了，连忙给华佗灌了解毒的药。

过了好一会儿，华佗醒了过来，大家这才松了一口气。醒来后的华佗兴奋极了，连忙记下了曼陀罗的产地、形状、习性、生长期，写下了如何泡酒以及制成药后的作用、服法、功效、反应过程等。有人埋怨他太冒险了，他却笑着说："不尝尝，怎么断定它的功效呢？再说，总不能拿病人去做实验吧！"听了华佗的话，大家更敬佩他了。就这样，一种可以作为临床麻醉的药物问世了。

清初一代名医叶天士，医术独具巧思，善治奇难杂症，是我国温病学说的主要创始人。他天资聪敏，博览群书，而且最关键的一点，是他虚心好学，不耻下问。他见他人有一技之长，即师之，先后投师十七人，故能兼各家之长。他曾谆谆地教诫其子孙："医可为而不可为，必天资敏悟，读万卷书，而后可以济世。不然，鲜有不杀人者，是以药饵为刀刃也。"叶天士的虚心好问有例为证。

清朝时，有一位进京应考的举人，路过苏州时不慎染病。他听闻叶天士的名声，特地前去求诊。叶天士诊脉后，告诉这个举人："你得的是消渴病，已无药可救。大概只剩一个月的寿命吧！"

这个举人应试心切，仍然坚持进京赴考。到了镇江后，又向金山寺的老医僧求诊。老医僧诊断后说："是消渴病，不妨试试我的汤药。"举人遵照医嘱服用汤药，百日后果然奏效，病体痊愈。

129

后来举人在苏州又遇见叶天士。叶天士大为惊异。当知道这个举人是被金山寺的老医僧救活，便隐姓埋名，身着粗布衣衫到寺里拜老医僧为师，学徒多

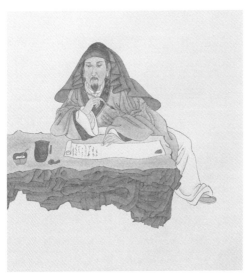

叶天士创温病派　赵珊　画

年，终得老医僧的真传。

学海无涯，永无止境，漠视或敌对、嫉妒对方的成就，都不是明智之举，唯有以叶天士虚心求教、不耻下问的学习精神，不断地努力充实，才能提升自己的医学技能，否则不但会淹没在自得自满的深海中，更可能害人于非命。

2017年9月8日"中国医学人文大会"岐黄人文分论坛，发表了倡议书，让我们一起朗读这一倡议书——《传承国医精华　践行人文精神》。

泱泱华夏，中华民族。国医文化，源远流长。人文肇始，绵延千古。德慧双运，泽被四海。

五千年来，国医支撑国脉，铸就仁术医魂。观天地，通人事。明经络，识脏腑。辨气化，用药石。处方有三因治宜，疗疾重四失五过。病患之情，纤毫莫失，良医之德，尽力求索。

医乃仁术，以人为本，是中医最重要的内在品格。大医精诚，调和至中，是中医最关注的核心价值。步入21世纪，中医药振兴发展迎来天时、地利、人和的大好时机。医者之心，要纯素不杂，保持心灵之洁白。医者之术，要精益求精，务尽医理之精专。在医患鱼水难离、互依互惠的今天，高举医学人文旗帜，崇尚国医道德与良心，以文化人、以德感人、以疗效取信人，成为医务工作者应当践行的根本信条。

解决当下的问题，既要尊重现实、尊重科学、尊重人才，也要回归传统、回归经典、回归人文。习近平总书记在"全国高校思想政治工作会议"上讲话强调，要坚持把立德树人作为中心环节。习近平总书记在"全国卫生与健康大会"上讲话强调，要把人民健康放在优先发展战略地位，努力全方位全周期保障人民健康。而这正是中医药事业发展的时代使命。传承国医精华，践行人文精神，优化中国医学人文生态环境，推进健康中国建设，我们义不容辞。

因此，我们向全国医务工作者提出如下倡议：

作为新中国新时代的白衣天使，我们应让中华医学之美德与智慧贯穿于育人求学之全方位，贯穿于医患诊疗之全过程。在中医药现代化、国际化的今天，我们应当更加深入挖掘国医精华，锤炼人文品格，把跨越时空、超越国度、富有永恒魅力、具有当代价值的文化宝藏弘扬起来！

朋友们！同道们！让我们重温唐代大医"药王"

孙思邈"大医精诚"中的铮铮誓言，从中汲取能量，砥砺前进。

"凡大医治病，必当安神定志，无欲无求，先发大慈恻隐之心，誓愿普救含灵之苦。若有疾厄来求救者，不得问其贵贱贫富，长幼妍媸，怨亲善友，华夷愚智，普同一等，皆如至亲之想，亦不得瞻前顾后，自虑吉凶，护惜身命。见彼苦恼，若己有之，深心凄怆，勿避崄巇、昼夜、寒暑、饥渴、疲劳，一心赴救，无作功夫形迹之心。如此可为苍生大医，反此则是含灵巨贼。"

让我们共同携手，为中国梦、中医梦、健康中国梦的实现而努力奋斗！

孙思邈在《千金要方》中提出了"大医精诚"的要求，是大医的精神追求、道德情操和科学态度，体现了医学要以人文精神为航向，以科学精神为航行的发展路径。"诚"代表了医学的人道主义精神和人文情怀，"精"代表医学的科学精神、科学态度、科学方法和高超的技艺。医学人文精神与医学科学精神是人类医学不可或缺的两大部分，也是人类医学发展的方向和动力。如果说科学精神赋予了医学创新的生命力的话，那么人文精神则赋予了医学创新所必需的文化土壤和道德基础。只有两者的融合贯通，才能实现人类社会的真、善、美，开拓现代医学发展光辉灿烂的前景，造福人类的生命健康！

让我们重温唐代大医"药王"孙思邈"大医精诚第一"中的铮铮誓言，从中汲取能量，砥砺前进，为建设健康中国做出自己的努力和贡献！

附 录

附录一 "大医精诚第二"原文及译文

[原文]

张湛曰：夫经方之难精，由来尚矣。今病有内同而外异，亦有内异而外同，故五脏六腑之盈虚，血脉荣卫之通塞，固非耳目之所察，必先诊候以审之。而寸口关尺有浮沉弦紧之乱，腧穴流注有高下浅深之差，肌肤筋骨有厚薄刚柔之异，唯用心精微者，始可与言于兹矣。今以至精至微之事，求之于至粗至浅之思，其不殆哉！若盈而益之，虚而损之，通而彻之，塞而壅之，寒而冷之，热而温之，是重加其疾而望其生，吾见其死矣。故医方卜筮，艺能之难精者也。既非神授，何以得其幽微？世有愚者，读方三年，便谓天下无病可治；及治病三年，乃知天下无方可用。故学者必须博极医源，精勤不倦，不得道听途说，而言医道已了，深自误哉。

凡大医治病，必当安神定志，无欲无求，先发大慈恻隐之心，誓愿普救含灵之苦。若有疾厄来求救者，不得问其贵贱贫富，长幼妍媸，怨亲善友，华夷愚智，普同一等，皆如至亲之想。亦不得瞻前顾后，自虑吉凶，护惜身命。见彼苦恼，若己有之，深心凄怆。勿避险巇、昼夜寒暑、饥渴疲劳，一心赴救，无作功夫形迹之心。如此可为苍生大医，反此则是含灵巨贼。自古名贤治病，多用生命以济危急，虽曰贱畜贵人，至于爱命，人畜一也。损彼益已，物情同患，况于人乎？夫杀生求生，去生更远。吾今此方，所以不用生命为药者，良由此也。其虻虫、水蛭之属，市有先死者，则市而用之，不在此例。只如鸡卵一物，以其混沌未分，必有大段要急之处，不得已隐忍而用之。能不用者，斯为大哲，亦所不及也。其有患疮痍下痢，臭秽不可瞻视，人所恶见者，但发惭愧、凄怜、忧恤之意，不得起一念蒂芥之心，是吾之志也。

夫大医之体，欲得澄神内视，望之俨然。宽裕汪汪，不皎不昧。省病诊疾，至意深心。详察形候，纤毫勿失。处判针药，无得参差。虽曰病宜速救，要须临事不惑。唯当审谛覃思，不得于性命之上，率尔自逞俊快，邀射名誉，甚不仁矣。又到病家，纵绮罗满目，勿左右顾眄；丝竹凑耳，无得似有所娱；珍馐迭荐，食如无味，醽醁兼陈，看有若无。所以尔者，夫一人向隅，满堂不乐，而况病人苦楚，不离斯须，而医者安然欢娱，傲然自得，兹乃人神之所共耻，至人之所不为，斯盖医之本意也。

夫为医之法，不得多语调笑，谈谑喧哗，道说是非，议论人物，炫耀声名，訾毁诸医，自矜己德。偶然治瘥一病，则昂头戴面，而有自许之貌，谓天下无双，此医人之膏肓也。老君曰：人行阳德，人自报之；人行阴德，鬼神报之。人行阳恶，人自报之；人行阴恶，鬼神害之。寻此二途，阴阳报施，岂诬也哉？所以医人不得恃己所长，专心经略财物，但作救苦之心，于冥运道中，自感多福者耳。又不得以彼富贵，处以珍贵之药，令彼难求，自炫功能，谅非忠恕之道。志存救济，故亦曲碎论之，学者不可耻言之鄙俚也。

【译文】

晋代学者张湛说："经典的医方难以精通，由来已经很久了。"这是因为疾病有内在的病因相同而外在症状不同，和内在的病因不同而外在症状相同的缘故。因此，五脏六腑是充盈还是虚损，血脉营卫之气是畅通还是阻塞，本来就不是单凭人的耳朵、眼睛所能了解得到的，一定先要诊脉来了解它。但寸关尺三部脉象有浮、沉、弦、紧的不同，腧穴气血的流通输注有高、低、浅、深的差别，肌肤有厚薄、筋骨有强壮柔弱的区分，只有用心精细的人，才可以同他谈论这些道理。如果把极精细、极微妙的医学道理，用最粗略、最浮浅的思想去探求它，难道不是很危险吗？如果实证却用补法治它，虚证却用泻法治它，气血通利的却还要去疏通它，明明不顺畅却还要去阻塞它，寒证却给他用寒凉药，热证却给他用温热药，这些治疗方法是在加重病人的病情，你希望他能痊愈，我却看到他更加危重了。所以医方、占卜，是难以精通的技艺。既然不是神仙传授，凭什么能懂得那深奥微妙的道理呢？世上有些愚蠢的人，读了三年医方书，就夸口说天下没有什么病值得治疗；等到治了三年病，才知道天下没有现成的方子可以用。所以学医的人一定要广泛深入地探究医学原理，专心勤奋不懈怠，不能道听途说，一知半解，就说已经明白了医学原理。如果那样，就大大地害了自己呀！

凡是品德医术俱优的医师治病，一定要安定神志，无欲念，无希求，首先表现出慈悲同情之心，决心拯救人类的痛苦。如果有患病苦来求医师救治的，不管他的贵贱贫富，老幼美丑，是仇人还是亲近的人，是交往密切的还是一般的朋友，是汉族还是少数民族，是愚笨的人还是聪明的人，一律同样看待，都存有对待最亲近的人一样的想法。也不能瞻前顾后，考虑自身的利弊得失，爱惜自己的身家性命。看到病人的烦恼，就像自己的烦恼一样，内心悲痛。不避忌艰险、昼夜、寒暑、饥渴、疲劳，全心全意地去救护病人，不能产生推托和摆架子的想法。像这样才能称作百姓的好医师，与此相反的话，就是人民的大害。自古以来，有名的医师治病，多数都用活物来救治危急的病人，虽然说人们认为牲畜是低贱的，而认为人是高贵的，但说到爱惜生命，人和牲畜都是一样的。损害别个有利自己，是生物之情共同憎恶的，何况是人呢！杀害牲畜的生命来求得保全人的生命，那么，离"生"的道义就更远了。我这些方子不用活物做药的原因，确实就在这里！其中虻虫、水蛭这一类药，市上有已经死了的，就买来用它，不在此例。只是像鸡蛋这样的东西，因为它还处在成形前的状态，必定要遇到紧急情况，不得已而忍痛用它。能不用活

物的人，这才是见识超越、不寻常的人，也是我比不
上的。如果有病人患疮疡、泻痢，污臭不堪入目，别
人都不愿看的，医师只能表现出从内心感到难过的同
情、怜悯、关心的心情，不能产生一点不快的念头，
这就是我的志向。

　　一个德艺兼优的医师风度，应能使思想纯净，
知我内省，目不旁视，看上去很庄重的样子，气度宽
宏，堂堂正正，不卑不亢。诊察疾病，专心致志，详
细了解病状脉候，一丝一毫不得有误。处方用针，不
能有差错。虽然说对疾病应当迅速救治，但更为重要
的是临诊不惑乱，并应当周详仔细，深入思考，不能
在人命关天的大事上，轻率地炫耀自己才能出众，洒
脱迅捷，猎取名誉，这样做就太不仁德了！还有到了
病人家里，纵使满目都是华丽的铺设，也不要左顾右
盼，东张西望，琴瑟箫管之声充斥耳边，不能为之分
心而有所喜乐，美味佳肴轮流进献，吃起来也像没有
味道一样，各种美酒一并陈设出来，看了就像没看见
一样。这样做的原因是因为只要有一个人悲痛，满屋
子的人都会不快乐，更何况病人的痛苦，一刻也没有
离身。如果医师安心无虑地高兴娱乐，傲慢地洋洋自

得，这是人神都认为可耻的行为，道德高尚的人所不做的事，这些大概就是医师的基本品德吧。

140

做医师的准则，应该是慎于言辞，不能随意跟别人开玩笑，不大声喧哗，谈说别人的短处，炫耀自己的名声，诽谤攻击其他医师，借以夸耀自己的功德。偶然治好了一个病人，就昂头仰面，而有自我赞许的样子，认为自己天下无双，这些都是医师的不可救药的坏毛病。老子说："一个人公开地有德于人，人们自然地会报答他；一个人暗中有德于人，鬼神会报答他。一个人公开地作恶于人，人们自然会报复他；一个人暗中作恶于人，鬼神会来害他。"探求这两个方面的行为，阳施有阳报，阴施有阴报，难道是骗人的吗？所以医师不能依仗自己的专长一心谋取财物，只要存有救济别人痛苦的想法，（积下阴德）到阴曹地府之中，自会感到是多福的人了。还有，不能因为别人有钱有地位，就任意给他开珍贵的药物，让他难以找到，来炫耀自己的技能，这确实不符合儒家的忠恕之道。我志在救护帮助世人，所以琐碎地谈论了这些。学医的人不能因为我说得粗俗而感到耻辱。

附录二 《希波克拉底誓言》原文及译文

《希波克拉底誓言》是希波克拉底警诫人类的古希腊职业道德的圣典，是约2400年以前希腊伯里克利时代、中国孔子时代，向医学界发出的行业道德倡议书，是从医人员入学第一课要学的重要内容，也是全社会所有职业人员言行自律的要求，而且要求正式宣誓，没有医护人员不知道希波克拉底这位历史名医名言的。

【原文】

仰赖医神阿波罗，阿斯克勒庇俄斯，阿克索及天地诸神为证，鄙人敬谨宣誓，愿以自身能力及判断力所急，遵守此约。凡授我艺者，敬之如父母，作为终身同业伴侣，彼有急需，我接济之。视彼儿女，犹我兄弟，如欲受业，当免费并无条件传授之。凡我所知，无论口授书传俱传之吾子，吾师之子及发誓遵守此约之生徒，此外不传与他人。

我愿尽余之能力与判断力所及，遵守为病家谋利益之信条，并检束一切堕落和害人行为，我不得将危害药品给予他人，并不作该项之指导，虽有人请求亦不与之。尤不为妇人施堕胎手术。我愿以此纯洁与神圣之精神，终身执行我职务。凡患结石者，我不施手术，此则有待于专家为之。

无论至于何处，遇男或女，贵人及奴婢，我之唯一目的，为病家谋幸福，并检点吾身，不作各种害人及恶劣行为，尤不作诱奸之事。凡我所见所闻，无论有无业务关系，我认为应守秘密者，我愿保守秘密。尚使我严守上述誓言时，请求神祇让我生命与医术能得无上光荣，我苟违誓，天地鬼神实共殛之。

【译文】

我要遵守誓约，矢志不渝。对传授我医术的老师，我要像父母一样敬重，并作为终身的职业。对我的儿子、老师的儿子以及我的门徒，我要悉心传授医学知识。我要竭尽全力，采取我认为有利于病人的医疗措施，不能给病人带来痛苦与危害。我不把毒药给任何人，也决不授意别人使用它。尤其不为妇女施行堕胎手术杀害生命。我要清清白白地行医和生活。无论进入谁家，只是为了治病，不为所欲为，不接受贿赂，不勾引异性。对看到或听到不应外传的私生活，我决不泄露。如果我能严格遵守上面誓言时，请求神祇让我的生命与医术得到无上光荣；如果我违背誓言，天地鬼神一起将我雷击致死。

附录三 《中国医师道德准则》全文

引言

《中国医师道德准则》规范了医师的道德底线，促使医师把职业谋生手段升华为职业信仰；医师应遵从行业自律的要求，以医师职业为荣，笃行中国医师道德准则，赢得社会的尊重，让医学的义化得以传承和发扬。

一、基本准则

1. 坚持患者至上，给予患者充分尊重。

2. 敬畏生命，以悲悯之心给予患者恰当的关怀与照顾。

3. 不因任何因素影响自己的职业行为，拒绝参与或支持违背人道主义的行为。

4. 在临床实践、教学、研究、管理或宣传倡导中，承担符合公众利益的社会责任。

5. 终身学习，不断提高专业知识和技能。

6. 以公平、公正的原则分配医疗资源，使其发挥最大效益。

7. 维护职业荣耀与尊严，保持良好执业状态。

二、医师与患者

8．不因患者年龄、性别、婚姻状况、政治关系、种族、宗教信仰、国籍、出身、身体或精神状况、性取向或经济地位等原因拒绝收治或歧视患者。

9．耐心倾听患者陈述，建立相互尊重的合作式医患关系。

10．以患者可以理解的语言或方式与之进行交流，并尽可能回答患者提出的问题。不以不实的宣传或不正当的手段误导、吸引患者。

11．不以所学的医学知识和专业技术危害患者或置患者于不必要的风险处境。

12．医师不应将手术、特殊检查和治疗前的知情同意视为免责或自我保护的举措，更不应流于形式或视为负担，而应重视与患者的沟通和宣教。

13．医师享有对患者处方、治疗或转诊等技术决策的自主权，当患者利益可能受到损害而医师本人无力解决时，应主动通过相关途径寻求解决。

14．选择适宜的医疗措施，对于经济困难的患者尽量给予医疗帮助或协助其寻找救助途径。

15．追随医学进步，不断更新知识，通过自我提升，更好帮助患者。

16．在医疗实践中，严格区分治疗行为与实验行为，恪守职业道德。

17．正确评价自己的医疗能力，在个人技术有局限性时，应与同事商讨或寻求帮助，以求得到合理诊疗方案。

18．在临床实践中应时刻关注可能威胁患者安全的危险因素，并积极向管理者提出危险预警和改进建议。

19．在指导医学生临床诊疗活动中应避免给患者带来身心损害。

20．慎重对待患者对于维持生命治疗的选择。尊重丧失能力患者在其丧失能力之前所表达的意愿，可通过生前遗嘱、替代同意等方式，最大限度地保护患者的权益。

21．为患者保守秘密，避免在公共场合讨论或评论涉及患者隐私或有身份识别的信息。

22．除信息公开可能对患者造成伤害而需要隐瞒信息的情况外，患者有权知道病历上与其相关的信息及健康状况，但病历上如涉及第三者的保密信息，医师则应征得第三者同意才可以告知患者。

23．尊重患者的合理要求和选择，尊重其接受或拒绝任何医疗建议的权利。

24．面对失去意识的急危患者，应寻求法定代理人的同意，在无法联系患者法定代理人时，医师可默认为患者同意，报经医疗机构管理者或授权负责人同意后施救。对自杀患者，也应挽救其生命。

25．对行为能力受限的患者，应尽量让其在诊疗过程中参与决策。

26．如果患者法定代理人或授权人禁止为患者提供必要的治疗时，医师有义务提出异议，如在危急时则以患者利益至上而从事医疗行为。

27．发现患者涉嫌伤害事件或者非正常死亡时，应向有关部门报告，并应特别关注对未成年人、妇女和精神障碍者的人身保护。

28．在宣告患者死亡时，要严格按照临床死亡标准和相关医疗程序施行。在患者死亡后，应当安慰家属，告知其善后事宜。

三、医师与同行

29．医师应彼此尊重，相互信任和支持；正确对待中医、西医各自的理论与实践。

30．公正、客观评价同行医师的品格和能力，不包庇和袒护同行，积极参与医疗技术鉴定和出庭作证等法律程序。

31．医师不应相互诋毁，更不得以不正当方法妨碍患者对其他同行的信赖。

32．医师应与同行相互学习与交流，并将自己的技术和知识无私地传授给年轻或下级医师。

四、医师与社会

33．给予急需医疗帮助的人提供适当的医疗帮助并负有专业责任。

34．对社会负有解释科学知识的专业责任，医师应成为公众健康的倡导者、健康知识的传播者和公众健康危险的警示者。

35．要意识到团体、社会和环境在患者个人健康方面的重要影响因素。要在公共健康、健康教育、环境保护、生态平衡、社会福利以及相关立法等方面发挥积极作用。

36．应确保所参与的项目研究符合科学和伦理道德要求。

五、医师与企业

37．不得因医药企业的资助而进行有悖科学和伦理的研究，不能为个人利益推销任何医疗产品或进行学术推广。

38．对于医药企业资助的研究，医师应该在公布、展示研究成果或宣教时声明资助事实。

39．医师不得参与或接受影响医疗公正性的宴请、礼品、旅游、学习、考察或其他休闲社交活动，对于企业的公益资助、临床研究或学术推广应按规定申报和说明。

40．应当抵制医药企业假借各种名义向医师推介的处方药品搭售、附赠等促销活动。

参考文献

［1］孙思邈．千金要方[M]．北京：中国医药科技出版社，2011．

［2］钱婷婷．黄帝内经·素河（全注全译图文版）[M]．南京：江苏科技出版社，2013．

［3］周守忠．历代名医蒙求[M]．济南：齐鲁书社，2013．

［4］孟景春．趣话中医：孟景春解析古今名医趣案[M]．长沙：湖南科学技术出版社，2013．

［5］宋金绪．岭南中医世家[M]．广州：南方日报出版社，2016．

［6］李经纬．中医史[M]．海口：海南出版社，2015．